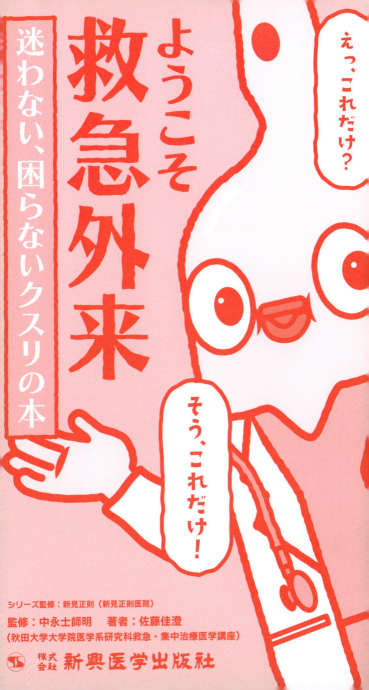

Welcome to the Emergency Department!
Quick Flowcharts for Confident Emergency
Care & Smart Medication Choices

Supervised by Hajime NAKAE, MD, PhD.

Written by Kasumi SATOH, MD, PhD.

© First edition, 2025 published by
SHINKOH IGAKU SHUPPAN CO. LTD., TOKYO.
Printed & bound in Japan

はじめに

　救急外来には外科的なものから内科的疾患まで多種多様の患者が何の予告もなく受診します．その際に患者さんは，病名のついたゼッケンを付けてくれているわけではなく，問診をしても返事もしないコミュニケーションの取りにくい患者さんもいます．そのような状況であってもできるだけ的確に重症度を判定し，治療をすすめる必要があります．救命処置を施すほど重症ではない，いわゆる，マイナーエマージェンシーかと思ったら，急変してしまう．そんなときに限って，上級医は病棟で重症対応をしていて，すぐには応援に駆け付けられない．救急の現場ではまさに修羅場が展開されようとしている．

　本書はそのような緊急事態や自分の専門分野ではない症例に遭遇した場合でも初療室でさっと確認できて，すぐに対処できるように記述も簡潔にしています．少し，時間に余裕がある場合には「ひとこと MEMO」に目を通していただければ，さらに治療への理解が深まるでしょう．また，随所に「コラム」も入れてあります．さらなる診療の質を深めるヒントにしていただけると幸いです．

　私はこれまで，さまざまな状況に対して「最悪に備えて，楽観的に行動する」をモットーに常日頃から準備することの重要性を説いてきました．本書をそのための実践書として最大限に活用され，皆様のお役に立つことを祈っております．

2025 年 2 月吉日

監修者　中永士師明

目　　次

はじめに ………………………………………………………… 3

本書の使い方 …………………………………………………… 8

本書のご利用にあたって …………………………………… 10

救急外来ことはじめ ……………………………………… 12

プロローグ　領域横断的な薬剤

① 鎮痛薬 ………………………………………………………… 16

② 昇圧薬 ………………………………………………………… 18

③ 局所麻酔薬（創処置）……………………………………… 20

領域別の薬剤

テーマ1　循環器領域

① 急性心筋梗塞 ……………………………………………… 22

② 急性大動脈解離 …………………………………………… 24

③ 急性心不全（血行動態安定）…………………………… 26

④ 頻脈性心房細動 …………………………………………… 28

⑤ 発作性上室性頻拍（PSVT）…………………………… 30

⑥ 高血圧 ……………………………………………………… 32

テーマ2　呼吸器領域

① 感冒Ⅰ：咳嗽・喀痰 ……………………………………… 34

② 感冒Ⅱ：鼻汁 ……………………………………………… 36

③ 感冒Ⅲ：発熱・関節痛 …………………………………… 38

④ 感冒Ⅳ：漢方特集 ···································· 40

⑤ インフルエンザ（入院不要の場合） ················ 42

⑥ COVID-19（入院不要の場合） ···················· 44

⑦ 気管支喘息発作 ································· 46

⑧ COPD 急性増悪 ································· 48

テーマ3　消化器領域

① 急性胃腸炎（ウイルス性） ························ 52

② 便秘症Ⅰ ····································· 54

③ 便秘症Ⅱ：漢方特集 ···························· 56

テーマ4　脳神経領域

① 脳血管障害 ··································· 58

② てんかん重積状態 ······························ 60

テーマ5　運動器領域

① 痛風発作 ···································· 62

② 偽痛風 ····································· 64

テーマ6　泌尿器領域

① 尿路結石 ···································· 66

テーマ7　内分泌・電解質領域

① 低血糖 ····································· 68

② 高血糖緊急症 ································· 70

③ 高カリウム血症 ································ 72

④ 低カリウム血症 ································ 74

⑤ 高カルシウム血症 ······························ 76

⑥ ウェルニッケ脳症 ……………………………… 78

テーマ8　耳鼻科領域
① 耳性めまい症 ……………………………………… 82
② 外耳道異物（虫）………………………………… 84
③ 鼻出血 ……………………………………………… 86

テーマ9　細菌感染症
① 市中肺炎（外来治療）…………………………… 88
② 尿路感染症（外来治療）………………………… 90
③ 腹腔内感染症 ……………………………………… 92
④ 皮膚・軟部組織感染症（外来治療）…………… 94
⑤ 耳鼻科感染症（外来治療）……………………… 96
⑥ 細菌性髄膜炎 ……………………………………… 98
⑦ 敗血症によるショック ………………………… 100

テーマ10　アレルギー領域
① 蕁麻疹 …………………………………………… 104
② アナフィラキシー ……………………………… 106

テーマ11　皮膚科領域
① 帯状疱疹 ………………………………………… 108
② 軽症熱傷（局所治療）………………………… 110

テーマ12　眼科領域
① 急性緑内障発作 ………………………………… 112
② その他の眼科救急疾患 ………………………… 114

テーマ 13　特殊領域

① 動物咬傷 ……………………………………………… 116

② マムシ咬傷 …………………………………………… 118

③ ハチ刺症（全身症状）……………………………… 120

④ 海洋生物刺創（カサゴ・オコゼ・エイ）………… 122

⑤ 有痛性筋けいれん（こむら返り）………………… 124

⑥ 心停止 ………………………………………………… 126

コラム

① 低血糖症に対するブドウ糖溶液の濃度 …………… 39

② 知的正直さ …………………………………………… 50

③ 患者・家族への声かけの重要性 …………………… 63

④ パニック発作の再発を防ぐ ………………………… 80

⑤ 急性期での終末期医療のあり方 ………………… 102

⑥ 熊（ツキノワグマ）外傷の影響は長引く ……… 128

事項索引 ……………………………………………… 129

薬剤名索引 …………………………………………… 132

本書の使い方

救急外来でよく対応する疾患にどの薬剤をどう処方すればいいのかがわかる！

プロローグとして鎮痛薬などの「領域横断的な薬剤」を紹介し，以降，循環器領域，呼吸器領域など 13 のテーマに分けて「領域別の薬剤」として解説しています．

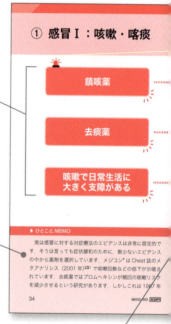

フローチャート

各項目で取り上げている疾患等について，最大 3 つまでの選択肢を挙げ，それに対してどのような処方を行っていけばいいのかパッと見てわかるように紹介しています．臨床でもすぐに確認していただけるので，どんどん活用してください！

ひとこと MEMO

フローチャートで手短かに確認したあと，もうちょっと学びを深めたいというときにはコチラを読んでください．短いながら骨太な内容です．ぜひご活用ください！

急いでいるときはフローチャートでパッと確認！

⇅

ひとこと MEMO で，短時間で学びが深まる！

出典アイコン

ガイドラインの記載に基づいた処方には G アイコンを示し，公表学会とともに記載しています．一般の論文等は 📖 アイコンを付して論文情報を記載しています．

8

いま何をすべきなのか
スピーディーな判断・対応に役立つ！

救急外来にはどういった患者さんがやってくるかはわからず，どのような処置が必要なのか（あるいは専門家につなぐのか）をすぐに判断しなくてはなりません．そのためにも，本書のパッと使える情報量が強い味方になってくれるはず．ぜひ使いこなしていただき，日直や当直で活躍してください！

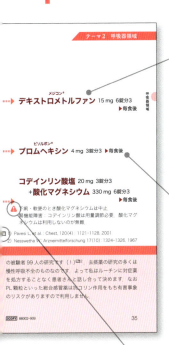

薬剤の表記

原則として，一般名を大きく記載し商品名はその上（あるいは下）に小さく示しています．複数の商品がある薬剤に関しては，あえて1剤を具体的に取り上げました．所属等によっては使用できない商品もあるかもしれませんが，一般名を参考に選択してください．

薬剤の用法・用量

ガイドライン等の記載をそのまま記載している場合や，適応外処方の場合にはアイコンを付してわかるようにしています．特に注意が必要な処方・処置が求められる場合には，下記アイコンを使用していますので留意してください．

アイコン表示

説明に使用しているアイコンは以下のとおりです．

👉：特に覚えておいてほしい注目点を示しています
⚠：注意・警告的な内容を示しています
目標：処方による目標を示しています

本書のご利用にあたって

・本書は原則として保険適用薬を記載しています．また，薬剤名の記載は一般名を基本に，商品名は一般名の上に小さく表記し，® をつけています．

・薬剤の用法・用量は成人に対する一般的な使用を示したものであり，高齢者，体重の軽い方，肝臓・腎臓などに障害のある方などには調整が必要となります．

・本書で記載されている漢方エキス製剤の番号は株式会社ツムラの製品番号に準じています．番号や用法・用量は販売会社により異なる場合がございますので，必ずご確認ください．

・監修者である中永も一部の項目を担当しております．その場合には，項目内に監修者名を記載しております．

・本文中，出典として示した資料は 2024 年 12 月 28 日時点でアクセスできたものとなります．

　本書における薬名，用法・用量，治療法などに関する記載は，著者および出版社にて正確であるよう最善の努力をしておりますが，医学の進歩や情報の更新により記載内容が必ずしも完全でない場合もございます．その点を十分に理解いただき本書をご利用する際には注意くださいますようお願い申し上げます．

救急外来ことはじめ

　この本は薬剤の本ですが，その前に4ページだけお付き合いください．検査や薬に頼りすぎてしまうと足元をすくわれてしまうのが救急外来です．

例）めまいがする→「めまいの薬を出しましょう」
　　→消化管出血によるふらつきだった

　　倦怠感，発熱→「CRP が低いので大丈夫でしょう」
　　→胆管炎で血流感染していた

　こうした事態を招かないためにも，救急外来では，3つのポイントをいつでも守ることが大切です．

1. ABCD チェック
2. 患者のプロファイル把握，リスク評価
3. 患者を直接みる，ちょっとでも触る

1. ABCD チェック

- A：Airway　　　気道
- B：Breathing　呼吸
- C：Circulation 循環
- D：Disability　意識

　ABCD の順番に患者評価を行うと危険な生理学的異常を優先的に拾い上げられます．A の異常は秒単位で，B の異常は分単位で，C の異常は時間単位で，D の異常は日単位のタイムコースで致死的であり，緊急度順に並んでいます．

私はウォークイン患者でも，初動はルーチンに ABCD フレームワークで患者に接します．

・A：発声可能か？　嗄声はないか？
・B：頻呼吸（＞20/分）はないか？　浅い呼吸や努力呼吸ではないか？
・C：ショック徴候（蒼白・冷汗・虚脱・脈拍微弱・失禁・不穏）はないか？
　　　脈拍異常（＜60/分，＞100/分）はないか？
・D：JCS はざっくり何点？　従命は可能か？

　まず10秒くらいで「やばい患者のピックアップ」と「ABCD のうち，どれがやばいのか？」の当たりをつけます．プラスして測定された血圧，SpO_2，熱に目を通したり，装着している患者なら心電図モニタを見ます．これらにすべて問題がなければ一安心します．

　血圧，SpO_2，熱あたりは注目されやすいのですが，脈拍数は意外とスルーされやすく，呼吸数や理学的なショック徴候に至っては認識もされていないことがあります．ここできちんと異変を察知して，あとから急変してバタバタ…なんてことを防ぎましょう．

2. 患者のプロファイル把握，リスク評価

　忙しいとおざなりになってしまうのですが，既往症，併存症，現在内服している薬剤，アレルギー歴は，できる限り網羅的に聴取します．重篤な病気のなりやすさ（リスク評価）や，なりやすい病気の種類が変わってくるので非常に重要です．

　「なにか病気をしたことはありますか？」「アレルギーはありますか？」と漠然と尋ねるだけではなく，「入院はしたことはないということですか？」「体にメスを入れた経験がない

ということですね？」「食べ物で具合が悪くなったことは？」
と，ピンポイントな質問を加えることで，重要となる情報を
効果的に得ることができます．患者は何が医学的に重要な情
報かわからないものです．昔の虫垂炎の手術くらいだった
ら，申告すべき事項に入らないだろうと考えて言わない人も
います．

　薬剤性の疾患の場合は，お薬手帳をペラペラと遡っていか
ないと気付けないこともあります．

3. 患者を直接みる，ちょっとでも触る

　「患者さんから電話があって，これから発熱と倦怠感で救
急外来を受診するということでした」のような事前情報をも
らった経験はありませんか？　そして「発熱と倦怠感なら緊
急の受診じゃなくていいんじゃないのかな〜」とネガティブ
な考えが浮かんだりしたことは？　で，実際に診察してみる
と入院適応で，結局のところ救急受診が妥当だったり…？

　患者を直接みる前の状態ってなんだかストレスなんですよ
ね．しかし患者の話を聞き，身体診察をしているうちに，プ
ロブレムが明らかになっていき，ストレスは収束します．

　患者を見る前にあれこれ浮かんできた感情は打ち消しま
しょう．同じように「過去に病院でトラブルを起こしたこと
がある」とか「あの人，いつも軽い症状で救急に来る」といっ
た前情報もいったん頭から打ち消して，できるだけ曇りなき
眼で患者に接します．紹介患者の診療情報提供書に書いてあ
る暫定の診断名もいったん忘れます．

　そしてちょっとでも身体診察はしましょう．混雑している
救急外来ではゆっくりと身体診察をしている暇はありませ
ん．すると臨床判断の根拠として検査結果に重点を置きがち
になり，エラーが起きやすくなります．検査の外側にある異
常にまったく気付けないためですね．

14　　　　　　　　　　　　　　　　　　　　88002-909　JCOPY

「のどが痛くて熱があります」「あー風邪ですね．インフルエンザとコロナの検査は陰性でした．痛み止め3日分出しておきますね」…パッと一瞬喉を見るだけで，ベッタリ白苔がつき著明に腫大した扁桃に気付けたかもしれません．

　身体診察は2分だけでもやったほうがいいです．その診察が患者さん（と自分）のためになります．救急外来は慌ただしいしイレギュラーも多いストレス環境ですが，患者を直接診て触れていくうちに，いろいろな問題は落ち着いていくことが多いです．

　解決の糸口は患者さんにあります！

① 鎮痛薬

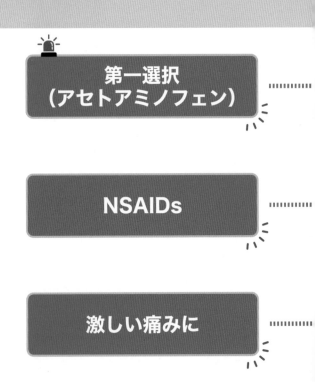

**第一選択
（アセトアミノフェン）**

NSAIDs

激しい痛みに

▶ ひとこと MEMO

　アセトアミノフェンは有害事象が比較的少なく使いやすいため，経口・静注ともに救急外来では頻用されます．しかし強い痛みをきたす疾患，例えば急性腰痛症や尿管結石ではアセトアミノフェンは無効なことが多く NSAIDs を積極的に使っています．急性腎障害に注意ですが，短期間であれば定期内服処方を出すこともあります．激しい痛みが取れないと

プロローグ　領域横断的な薬剤

アセリオ®
静注:**アセトアミノフェン** 1,000 mg/100 mL
　　　　　　　　　　　　　　▶15分かけて点滴注射

カロナール®
経口:**アセトアミノフェン** 500 mg 1回2錠
　　　　　　　　　　▶内服 連用時は6時間あける

どちらも同効薬（アセトアミノフェン）
50 kg 未満の患者では＜15 mg/kg

ロキソニン®
経口:**ロキソプロフェン** 60 mg 1回1錠
　　　　　　　　　　　　　▶1日3回まで

ボルタレン®
坐剤:**ジクロフェナク** 25〜50 mg 頓用
　　　　　　　　　　　　▶1日2回まで

レペタン®
ブプレノルフィン 0.2 mg/1 mL
＋生理食塩水 9 mL
　　　　　　　　　▶痛みに合わせ1〜5 mLずつ静注

⚠適応外使用

きはレペタン®を投与しますが，これほど痛みが強い場合には背景に重大な疾患があることもあります．原因が特定できない場合もレペタン®を使うような痛みを生じている場合は，経過観察入院を一考してもいいかもしれません．ソセゴン®は昔はよく使われていた鎮痛薬ですが，依存性が問題視され，現在は使われなくなってきています．

② 昇圧薬

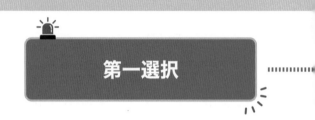

▶ ひとこと MEMO

　低血圧の患者の診療をする際に大切なのは「血圧が下がった理由」です．それによって治療の戦略が変わり，当然，循環作動薬のチョイスも変わります．しかし，本書を手に取ってくださっている方にとって必要なのは「点滴をしても改善しない血圧低下に，ひとまず昇圧薬をつなぎたい！」というニーズを満たすことだと思います．そんなみなさんに1剤,

ノルアドレナリン 1 mg/1 mL×5A

＋生理食塩水 45 mL(＝0.1 mg/mL)

▶0.05〜0.1 μg/kg/分で開始

（体重50 kgの場合:3 mL/時＝0.1 μg/kg/分を目安に考える）

迅速に専門家コンサルト.

覚えてもらうとすればノルアドレナリンです．ドパミン（イノバン®）が広く利用されていた時代もありましたが，頻脈性不整脈が出やすいこともあり利用頻度が下がり，むしろ現在は玄人向けの薬剤です．

③ 局所麻酔薬 (創処置)

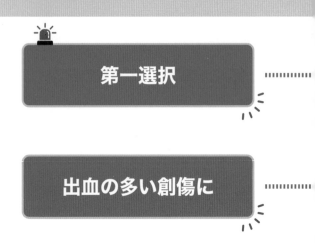

第一選択

出血の多い創傷に

▶ ひとこと MEMO

　局所麻酔にエピレナミン（アドレナリン）を添加すると以下のようなメリットがあります．①出血の低減：エピレナミンには血管を収縮させる作用があるため出血の低減が期待できます．頭部，顔面は血流が豊富で出血しやすく筆者はエピレナミン入りリドカインを用いることがあります．②麻酔薬吸収を遅らせる：エピレナミンは周囲の血管を収縮させる結

領域横断的な薬剤

キシロカイン®
リドカイン注射液1% ▶痛みが取れるまで
成人最大量:20 mL(年齢・体格等で調整)

⚠ 0.5％製剤,2％製剤もあるため最大用量の違いに注意

キシロカイン®
リドカイン注射液1% エピレナミン含有
成人最大量:50 mL(年齢・体格等で調整)

⚠ 0.5％製剤,2％製剤もあるため最大用量の違いに注意.
　エピレナミン(アドレナリン)の交感神経刺激の有害事
　象に注意.
　鼻,耳,指趾,陰茎には通常用いない.

果,薬剤の吸収を遅らせ麻酔作用が延長します.また全身へ
の拡散を抑えられるため,利用可能量が増加するというメ
リットがあり,大きな創傷に向いています.

① 急性心筋梗塞

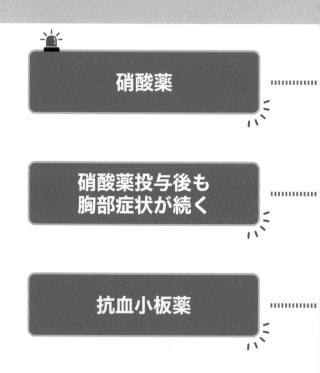

硝酸薬

硝酸薬投与後も
胸部症状が続く

抗血小板薬

▶ ひとこと MEMO

　急性心筋梗塞の初期治療としてはMONAが古典的です．Morphine＝モルヒネ，Oxygen＝酸素，Nitroglycerin＝硝酸薬，Aspirin＝アスピリンの頭文字を指します．今回はM，N，Aを紹介しました．案外，硝酸薬投与に上述のミオコール® スプレーのところで記載した注意事項があることに注目です．また近年，高酸素血症の害が指摘されてきています．

テーマ1　循環器領域

循環器領域

ミオコール®
▶ **ニトログリセリンスプレー** 口腔内に1噴霧

⚠ 血圧低下，徐脈・頻脈，右室梗塞合併，閉塞隅角緑内障では利用しない．大動脈弁狭窄症や PDE5 阻害薬内服患者で過降圧の懸念あり．

▶ **モルヒネ塩酸塩** 10 mg/1 mL
　＋生理食塩水 9 mL
　　　　　▶**1～2 mL静注（追加投与可）**

すぐに麻薬にアクセスできないとき，レペタン® 0.2 mg/1 mL を 0.5～1 mL 静注でも可．

バイアスピリン®
▶ **アスピリン** 100 mg ▶**2錠を嚙み砕いて内服**

プラスグレル（エフィエント®）などを併用することもある．

📖 Stub D, et al.：Circulation, 131（24）：2143-2150, 2015,
　　Hofmann R, et al.：N Engl J Med, 377：1240-1249, 2017

酸素投与はルーチンで行わず低酸素血症（SpO_2＜90～94%）を認めたときに行うのがよいでしょう📖．

② 急性大動脈解離

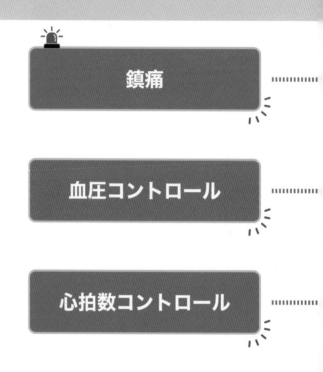

鎮痛

血圧コントロール

心拍数コントロール

▶ ひとこと MEMO

　急性大動脈解離における血圧管理の目標は収縮期血圧100〜120 mmHg です[口]．大動脈解離の管理で降圧が重要であることは有名ですが，心拍数のコントロールも同じく大切であることを覚えておきましょう．心拍数の目標は60 bpm 未満です[口]．大動脈解離の血圧コントロールで利用されやすいニカルジピンですが，反跳性頻脈をきたし，頻脈に

循環器領域

レペタン®
············▶ **ブプレノルフィン** 0.2 mg/1 mL
▶0.5〜1 mL静注

ベルジピン®
············▶ **ニカルジピン注射液** 原液50 mg/50 mL
▶2〜10 mL/時で調節

血圧を監視しながら 1〜2 mL 静注可.

⚠ 静脈炎や配合変化が多い薬剤であることに注意.

オノアクト®
············▶ **ランジオロール** 50 mg 3 V
＋生理食塩水 50 mL（3 mg/mL）
▶2〜10 mL/時で調節

📖 2020 年改訂版大動脈瘤・大動脈解離診療ガイドライン
【日本循環器学会/日本心臓血管外科学会/日本胸部外科学会/日本血管外科学会】

拍車をかける可能性があり要注意です．またニカルジピンの配合変化はラクテック®やヴィーンF®といった頻用薬でも生じるため単独投与が無難です．

25

③ 急性心不全
(血行動態安定)

収縮期血圧＞140 mmHg, 浮腫なし (CS1)

上記でも降圧できない

収縮期血圧 100〜140 mmHg, 浮腫あり (CS2)

▶ ひとこと MEMO

急性心不全の初期治療の指標には，血圧を参考にして病態を分類したクリニカルシナリオ (CS) が役立ちます．CS1 と CS2 の血圧や浮腫は上記のとおりです．CS3 の主病態は低灌流，CS4 は急性冠症候群，CS5 は右心機能不全です．まずおさえたいのは CS1〜3 ですが，今回は血圧が保たれている CS1 と 2 の治療薬を紹介しました．CS1 は全身の体液量が

循環器領域

ミリスロール®
⋯⋯▶ ニトログリセリン 25 mg/50 mL
　　　　　　　▶0.5〜1 mL/時から開始し調節

切迫した呼吸不全がある場合は，すぐにミオコール® スプレーを口腔内に1噴霧してから静注薬を準備する．
閉塞隅角緑内障では利用しない．大動脈弁狭窄症やPDE5 阻害薬内服患者で過降圧の懸念あり．

ハンプ®
⋯⋯▶ カルペリチド 1 Vを注射用水5 mLに溶解
　　　＋生理食塩水 20 mL（40 μg/mL）
　　　　　　　　　▶1〜5 mL/時で開始し調節

ラシックス®
⋯⋯▶ フロセミド 1A 20 mg/2 mL　▶静注

📖 急性・慢性心不全診療ガイドライン（2017 年改訂版）
【日本循環器学会/日本心不全学会】

過剰というよりは，体液分布の異常というイメージです．血管拡張薬を用いるとこの分布異常が解消され，呼吸状態が落ち着きます．薬剤や陽圧換気で呼吸・循環動態がいい方向にいくとラクになり→交感神経のはたらきが緩和，血管収縮が解かれ→さらに状況が改善する，という正のスパイラルが起き，短時間で状態が改善することがあります．

JCOPY 88002-909

④ 頻脈性心房細動

心機能温存（EF≧40%），
心不全なし

心機能低下（EF＜40%）

▶ ひとこと MEMO

　心房細動による頻脈・動悸を主訴に救急外来を受診，ワソラン®が投与されている風景はよく目にします．しかしワソラン®は意外と症例を選ぶ薬剤です．心機能低下，心不全，副伝導路などがあると血圧低下や不整脈の悪化をきたすことがあるためです．「QRS幅の狭い頻脈はワソラン®を投与すればいいや〜」と気楽に考えていると危険です．循環不安定な

循環器領域

ワソラン®
▶ **ベラパミル** 2.5〜5.0 mg
＋生理食塩水 50 mL
　　　　　　▶15分で点滴静注（5分以上かける）

オノアクト®
▶ **ランジオロール** 50 mg 3 V
＋生理食塩水 50 mL（3 mg/mL）
　　　　　　　▶2〜10 mL/時で調節

目標 上記いずれの場合も目標心拍数＜110 bpmが目安

場合はカルディオバージョンが考慮され，心機能低下例では
持続静注薬が選択肢です．また感染症などの併存症によって
心房細動が引き起こされていることもあり，この場合は循環
抑制作用のある薬剤によって状態悪化をきたすこともありま
す．心房細動はありふれた疾患に思えますが，毎回，背景情
報や緊急度，併存症をしっかり評価するクセをつけましょう．

⑤ 発作性上室性頻拍 (PSVT)

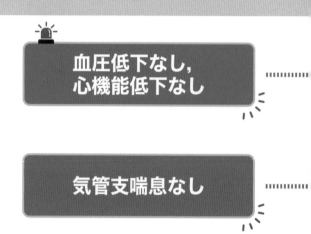

血圧低下なし，心機能低下なし

気管支喘息なし

▶ ひとこと MEMO

　血行動態が安定した PSVT では，まずは迷走神経反射による停止を試みることが第一選択です．大きく息を吸ってから座位で 15 秒間の息こらえを行い（バルサルバ法），さらに引き続いて仰臥位にし 45 度の下肢挙上を 15 秒行います（修正バルサルバ法）．息こらえは，10 mL のシリンジの先端を口に咥えて，内筒（押し子，プランジャー）が動くように息を

循環器領域

ワソラン®
ベラパミル 2.5〜5.0 mg
＋生理食塩水 50 mL

▶5分以上かけて点滴静注

アデホス-Lコーワ®
アデノシン三リン酸 5〜10 mg
＋生理食塩水 20 mL

▶急速静注

☞ 20 mg まで増量し反復投与可.
投与直後に嘔気や不安感が起こることがあるので事前説明推奨.

⚠ 適応外

📖 Appelboam A, et al.：Lancet, 386（10005）：1747-1753, 2015

吐き出します. これが無効な場合は薬剤による PSVT 停止を試みます. ATP（アデホス-L コーワ®）は，体内に入ると秒単位で失活する薬剤ですので，できるだけ急速に静注を行い直ちに心臓に到達させます. 数秒程度の洞停止が起こるため長時間心電図を記録の上での投与がおすすめです.

⑥ 高血圧

> 随伴症状なし，合併症なし

> 高血圧緊急症

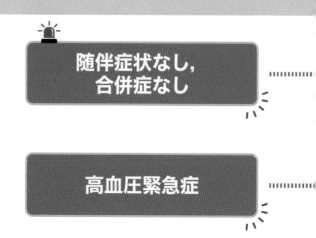

▶ ひとこと MEMO

高血圧緊急症は血圧の異常高値（>180/120 mmHg など）に急性の臓器障害をきたした状態です．高血圧緊急症には高血圧性脳症，脳卒中，急性大動脈解離，肺水腫を伴う急性心不全，子癇，重症高血圧を伴う妊娠などが含まれます．一方，救急外来では「血圧が高くて心配」「血圧が高くてなんだか具合が悪い気がする」という主訴の患者にしばしば遭遇すると

循環器領域

▶ 経過観察

ベルジピン®
ニカルジピン注射液
原液0.5〜2 mL(0.5〜2 mg) ▶静注

以降 2〜15 mL/時で調整，目標血圧は合併症による．

⚠ 静脈炎や配合変化が多い薬剤であることに注意．

思います．このような患者に，ニカルジピンなど降圧薬の静
注を行ってはいないでしょうか？　臓器障害のない，高血圧
のみを症状とする患者の緊急降圧は不要です．随伴症状がな
ければ高血圧だとしても心配がないことをしっかりと説明
し，少し時間を置いてから再測定すると血圧は自然下降して
いるということが多く経験されます．

① 感冒Ⅰ：咳嗽・喀痰

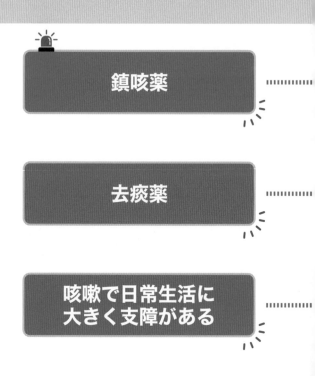

鎮咳薬

去痰薬

咳嗽で日常生活に
大きく支障がある

▶ ひとこと MEMO

　実は感冒に対する対症療法のエビデンスは非常に限定的です．そうは言っても症状緩和のために，数少ないエビデンスの中から薬剤を選択しています．メジコン®は Chest 誌のメタアナリシス（2001 年）📖1 で咳嗽回数などの低下が示唆されています．去痰薬ではブロムヘキシンが頻回の咳嗽リスクを減少させるという研究があります．しかしこれは 1967 年

テーマ2 呼吸器領域

呼吸器領域

メジコン®
▶▶▶▶▶▶▶▶ **デキストロメトルファン** 15 mg 6錠分3
▶毎食後

ビソルボン®
▶▶▶▶▶▶▶▶ **ブロムヘキシン** 4 mg 3錠分3 ▶毎食後

コデインリン酸塩 20 mg 3錠分3
+酸化マグネシウム 330 mg 6錠分3
▶毎食後

▶▶▶▶▶▶▶▶
⚠ 下痢・軟便のとき酸化マグネシウムは中止.
　腎機能障害：コデインリン酸は用量調節必要，酸化マグ
　ネシウムは利用しないのが無難.

1) Pavesi L, et al. : Chest, 120(4) : 1121-1128, 2001
2) Nesswetha W : Arzneimittelforschung 17(10) : 1324-1326, 1967

の被験者99人の研究です（!）[2]．去痰薬の研究の多くは
慢性呼吸不全のものなのです．よって私はルーチンに対症薬
を処方することなく患者さんと話し合って決めます．なお
PL顆粒といった総合感冒薬は抗コリン作用をもち有害事象
のリスクがありますので利用しません.

② 感冒Ⅱ：鼻汁

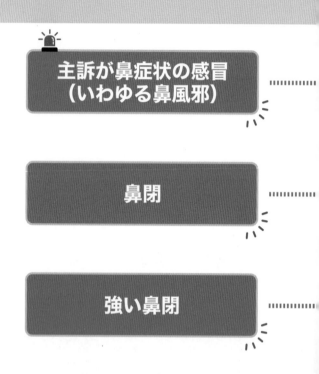

主訴が鼻症状の感冒（いわゆる鼻風邪）

鼻閉

強い鼻閉

▶ ひとこと MEMO

　一般に，感冒による鼻症状には抗ヒスタミン薬が処方されることが多いです．第1世代の抗ヒスタミン薬は感冒による鼻症状をわずかに緩和する可能性があるとされますが，その効果は非常に小さいです．さらに，第1世代の抗ヒスタミン薬は中枢神経系に作用し眠気などの有害事象を引き起こしがちです[四]．感冒は自然軽快が見込まれる疾患ですので有害事

呼吸器領域

........▶ **小青竜湯⑲** 3包分3 ▶毎食前

ムコダイン®
........▶ **カルボシステイン** 500 mg 3錠分3
▶毎食後

........▶ **トラマゾリン** 1回2〜3滴点鼻
▶1日2回まで 本当に辛いとき

症状緩和に役立つが使いすぎると薬剤性鼻炎を引き起こし, 逆に症状悪化を引き起こす. 利用は数日内に留めるように何度も説明.

📖 De Sutter AIM, et al : Cochrane Database Syst Rev, 2015（11）: CD009345, 2015

象が目立ちやすい処方は行っていません. 筆者は鼻汁へのルーチン処方は行わず, 鼻汁・鼻閉が主症候で辛い場合にのみ小青竜湯⑲やカルボシステインを処方しています.

JCOPY 88002-909

37

③ 感冒Ⅲ：高熱・関節痛

第一選択

……▶ アセトアミノフェン カロナール® 500 mg 1回2錠
　　　　　　　▶内服　連用時は6時間あける

高熱があり発汗していない

……▶ 麻黄湯㉗ 3包分3 ▶毎食前

高齢者等の虚弱な患者の場合

……▶ 香蘇散⑺ 3包分3 ▶毎食前

▶ ひとこと MEMO

　頭痛や関節痛をともない，発熱はあるがまだ発汗していない初期に麻黄湯㉗が有効とされています．体を温める作用がありますので悪寒をともなう場合に，よい適応です．ただし麻黄の主成分はエフェドリンであり，高齢者等の虚弱な患者には向きません．このような背景の患者には香蘇散⑺や桂枝湯㊺に代えて処方をします．

コラム① 低血糖症に対するブドウ糖溶液の濃度

　低血糖症に対して50％ブドウ糖溶液を静注する施設もあります．しかし，高張であるため，血管痛，血栓性静脈炎，血管外漏出による組織障害などのリスクも想定されます．そこで，秋田県メディカルコントロール協議会では，2017年に20％ブドウ糖注射液40 mLを用いることに変更しました．また，救急救命士による病院前治療と病院での投与濃度・量に混乱が生じることも懸念されたため，病院内では20％ブドウ糖注射液を使用することに統一しました．

　2020年には本邦でも点鼻グルカゴンが使用可能となりました．点鼻容器の先端を患者の鼻腔に挿入してピストンを押すと，グルカゴンを含有する粉末が鼻腔に放出され，鼻腔粘膜からグルカゴンが受動的に吸収されます．そのため，吸入や深呼吸の必要がなく，意識障害の患者に対しても使用できます．海外ではすでに救急救命士の使用が認められています．

　低血糖を繰り返すと体が低血糖に慣れてしまい，症状を感じにくくなることがあります（無自覚性低血糖）．特に高齢者は無自覚性低血糖を起こしやすく，前兆なく昏睡に至ることがあります．また，繰り返す低血糖症により認知症を進行させることも統計学的にわかってきました．救急処置による症状改善後も，低血糖の再発・遷延には注意が必要です．また，重症低血糖の再発を予防するためには，救急医療にかかわる医療者と糖尿病治療にかかわる医療者との連携も重要になってきます．　　　　　　　　　　　　　　　（中永）

④ 感冒Ⅳ：漢方特集

【中永】

項背部の痛みや強張りを伴い発汗していない

すでに汗が出たあとだが症状が遷延する

感冒後に倦怠感が続く

▶ ひとこと MEMO

　感冒に対し有害事象の可能性をできるだけ小さくして，うまく症状を緩和するための手札のひとつとして漢方を活用するのはいかがでしょうか．抗コリン作用を持つ PL 顆粒，体液貯留作用を持つ NSAIDs，中枢神経抑制作用を持つ抗ヒスタミン薬は，よく感冒に対して処方されますが，特に高齢者では有害事象に注意が必要であり，香蘇散⑩や麻黄附子細辛湯⑫が頻

呼吸器領域

••••••••▶ **葛根湯①** 3包分3 ▶毎食前

••••••••▶ **柴胡桂枝湯⑩** 3包分3 ▶毎食前

••••••••▶ **補中益気湯㊶** 3包分3 ▶毎食前

用されます．ちなみに PL 顆粒的な総合感冒薬としては参蘇飲
㊿が用いられます．病邪は体表から体内に経時的に進行し，そ
れぞれの病期により，症状や治療方法が異なります．そのた
め，初期（太陽病期）には葛根湯①，次の少陽病期には柴胡桂
枝湯⑩を選択したほうが確実に治癒できます．病後の体力低
下には補気作用のある補中益気湯㊶を選択します．

⑤ インフルエンザ
（入院不要の場合）

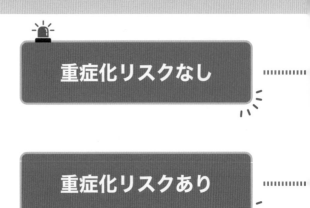

▶ ひとこと MEMO

重症化リスクとは，成人では①妊娠中の女性，②高齢者，③慢性疾患（慢性心疾患，肺疾患，腎疾患，代謝疾患，神経発達疾患，肝臓疾患，血液疾患など）のある人，④免疫抑制状態（HIV/AIDS，化学療法やステロイド投与，悪性腫瘍など）などを指します（WHO サイト：Influenza (Seasonal) を参照）．リスクがない患者では基本的に解熱・鎮痛薬での対

呼吸器領域

カロナール®
▶▶ アセトアミノフェン 500 mg 3錠分3
▶毎食後

15 mg/kg を超えない.
症状に合わせて減量・終了可.

タミフル®
▶▶ オセルタミビル 75 mg 2錠分2
▶朝夕食後 5日間

発症 48 時間以内に処方.
代表的な有害事象→嘔気・嘔吐.
高リスク患者には,入院イベント低減を期待して処方[1].
低リスク患者には,一般的な効果は症状回復までの期間
が,約 1 日程度短縮に留まる[2,3].

1) Venkatesan S, et al.：Clin Infect Dis, 64(10)：1328-1334, 2017
2) Dobson J, et al.：Lancet, 385(9979)：1729-1737, 2015
3) Butler CC, et al.：Lancet, 395(10217)：42-52, 2020

症療法で問題ありません.インフルエンザ脳症との関連が指
摘されており,解熱・鎮痛薬はロキソプロフェンなどの
NSAIDs ではなくカロナール®を選択します.インフルエンザ
はありふれた病気ではありますが,二次性の重症細菌性肺炎
や心筋炎のために集中治療室で苦しむ患者を見ると,侮れな
い病気だなとつくづく感じます.

⑥ COVID-19
（入院不要の場合）

重症化リスクあり ファーストチョイス

重症化リスクあり パキロビッドが利用できない場合

重症化リスクなし

▶ ひとこと MEMO

主な重症化のリスク因子としては，①65歳以上の高齢者，②高血圧，③固形臓器移植後の免疫不全，④悪性腫瘍，⑤脂質異常症，⑥妊娠後半期，⑦慢性呼吸器疾患（COPDなど），⑧心血管疾患，⑨免疫抑制・調節薬の使用，⑩脳血管疾患，⑪HIV感染症（特にDC4＜200/μL），⑫慢性腎臓病，⑬肥満（BMI＞30），⑭糖尿病，⑮喫煙があります🔲 上記の他にも

呼吸器領域

パキロビッド®パック

············▶ ニルマトレルビル/リトナビル
PTPシートの表示通りに1回3錠 ▶朝夕食後5日間

発症5日以内に内服.
複数の薬物相互作用や肝・腎障害患者で注意が必要.

ラゲブリオ®

············▶ モルヌピラビル 800 mg 2錠分2
▶朝夕食後5日間

発症5日以内に内服.

カロナール®

············▶ アセトアミノフェン 500 mg 3錠分3
▶毎食後

症状に合わせて減量・終了可.

📖 新型コロナウイルス感染症 COVID-19 診療の手引き 第 9.0 版
【厚生労働省】

重症化リスクのある患者にはベクルリー®点滴の3日間投与
が考慮されますが救急外来では活用の機会は多くありませ
ん. また筆者は使用経験がないのですが, 低リスク患者への
ゾコーバ®内服という選択肢があり, 約1日の症状短縮効果
や後遺症軽減が期待されています.

⑦ 気管支喘息発作

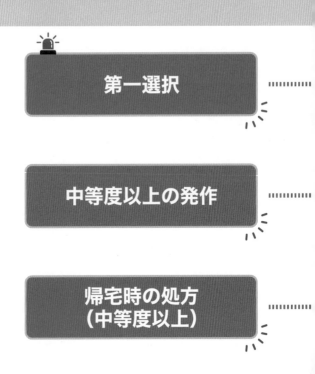

第一選択

中等度以上の発作

**帰宅時の処方
（中等度以上）**

▶ ひとこと MEMO

中等度の気管支喘息発作とは，苦しくて横になれない，SpO_2：91〜95％，動作がかなり困難でギリギリ歩けるかどうか，というのが目安です．また，もし患者がアスピリン喘息であった場合，コハク酸エステル型ステロイド（ソル・コーテフ®など）により半数程度の患者で喘息発作が誘発されてしまいます．よって私はステロイド全身投与を行う場合，リ

呼吸器領域

メプチン®
プロカテロール 0.01%(30μg/0.3 mL)
＋生理食塩水 3 mL
▶症状や聴診所見が改善するまで20分ごとに3回まで
反復して吸入

施設によってはベネトリン® 0.5%（1.5 mg/0.3 mL）＋
生理食塩水 3 mL が選択される.

リンデロン®
ベタメタゾン 8 mg
＋生理食塩水 50 mL
▶30分〜1時間かけて点滴静注

プレドニン®
プレドニゾロン 0.5 mg/kg/日 経口投与
▶数日内に内科を受診まで

例（体重 50 kg）：朝 10 mg-昼 10 mg-夕 5 mg

ン酸エステル型のリンデロン® をルーチン利用しています.
その他のリン酸エステル型ステロイドにはデカドロン® やハ
イドロコートン® があります.

⑧ COPD 急性増悪

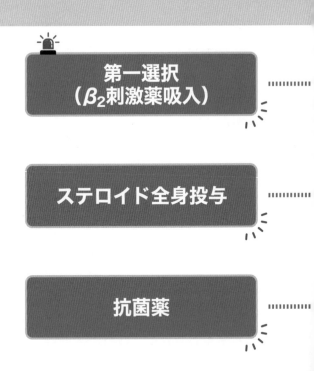

第一選択
(β_2刺激薬吸入)

ステロイド全身投与

抗菌薬

▶ ひとこと MEMO

COPD 急性増悪の契機となりやすいのは呼吸器感染症です.抗菌薬を投与する場合はインフルエンザ菌,モラキセラ・カタラーリス,肺炎球菌のカバーは外せません.易感染や最近の入院歴など患者背景によっては緑膿菌をカバーすべきです.COPD 急性増悪の治療は「ABC アプローチ」と呼ばれています.Antibiotics(抗菌薬),Bronchodilators(気管

メプチン®
プロカテロール 0.01%(30μg/0.3 mL)
＋生理食塩水 3 mL
▶ ▶症状や聴診所見が改善しなければ30分〜1時間あけて反復吸入可

施設によってはベネトリン® 0.5%（1.5 mg/0.3 mL）＋生理食塩水 3 mL が選択される.

ソル・メドロール®
メチルプレドニゾロン 40 mg
＋生理食塩水 100 mL ▶1時間かけて投与

帰宅の場合はプレドニゾロン 40 mg 分 2 朝夕食後 数日内に内科を受診まで処方.

ロセフィン®
セフトリアキソン 2 g
＋生理食塩水 100 mL ▶30分かけて投与
タゾピペ®
あるいはタゾバクタム・ピペラシリン 4.5 g
＋生理食塩水 100 mL
▶30分かけて投与(緑膿菌カバー)

📖 COPD（慢性閉塞性肺疾患）診断と治療のためのガイドライン第 6 版
【日本呼吸器学会】

呼吸器領域

支拡張薬）, Corticosteroids（副腎皮質ステロイド）の頭文字をとっています. またCOPD患者では酸素投与によりCO_2ナルコーシスを惹起する可能性があることに注意しましょう. $PaCO_2$>45 Torr の II 型呼吸不全の場合は SpO_2の目標は 88〜92％と案外低いんですよ🖳.

コラム② 知的正直さ

　正直であることが結局，患者さんのためだけではなく，自分自身のためでもあると思います．幸いにこれまで大きな医療事故は起こしていませんが，自分の過失によるものは正直に謝ってきました．もちろん，不必要に何でもかんでも謝罪する必要はありませんが，重大な岐路に立った場合は逃げも隠れもせずに正直に対応することにしています．その時はつらいものがありますが，後ろめたい気持ちはなく，その後の人生の糧になっています．

　小さな嘘であってもそれを生涯覚えているだけの記憶力もないと思えば，いずれどこかで，ばれることを心配するよりは，はじめから正直でいたほうが，気も楽でしょう．嘘をつくということは，本人にとってはその場を乗り越えて上手くいったつもりかもしれませんが，周りは案外気づいており，それをその人に伝えないだけです．これは論文作成などの研究にも言えることです．小さな改変だけのつもりが，やがて，当たり前のようになっていきます．臨床研究ではデータがきれいに揃わないことは多々あります．それはそれで，仕方ないことであり，論文化できなかった研究のほうが多いでしょう．

　友人が私の結婚式のスピーチで，「嘘つきは教授のはじまり」という話をしてくれました．学生時代から麻雀でテンパイしたらすぐに顔に出るほど正直であり，もっと器用に世間を渡れ，という励ましの言葉であったと信じています（カモであったとは言われていませんが，その後，麻雀は止めました）．28歳当時，

研究職とは縁遠い話と他人事のように笑って聴いていましたが，自分を誤魔化して偉くなるよりは「正直に生きよう」と決意新たにしたものでした．

（中永）

① 急性胃腸炎
（ウイルス性）

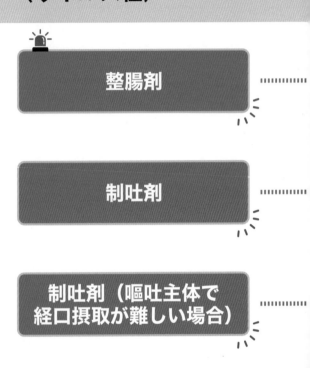

整腸剤

制吐剤

制吐剤（嘔吐主体で経口摂取が難しい場合）

▶ ひとこと MEMO

ウイルス性胃腸炎の特徴は発熱，嘔気・嘔吐，水様性下痢です．診療のポイントは「他の疾患の可能性はないか？」です．典型的なウイルス性胃腸炎の経過は嘔吐に始まり，水様性下痢が続き，そしてどちらの症状も頻回です．この典型的な経過から逸脱し，特に腹痛が前景に出ていると要注意です．下痢も，本当に水様頻回なのかを突き詰める必要があります．

テーマ3　消化器領域

消化器領域

▶ ミヤBM® 細粒 3 g分3 ▶1日3回

プリンペラン®
▶ メトクロプラミド 5 mg ▶1日3回まで

ナウゼリン® 坐剤
▶ ドンペリドン 1回60 mg ▶1日2回まで
⚠ 適応外使用

虫垂炎は嘔気もあれば，軟便～下痢も出ます．文字で書けば
虫垂炎もウイルス性胃腸炎も似ていますが，患者の体験は
まったく違いますよね．患者の体験をイメージできるくらいに，
きちんと深堀りして問診することが大切です．ウイルス性胃
腸炎は短時間で自然軽快する病気ではありますが，自覚症状は
とても辛いので対症療法に手を尽くすように心がけています．

② 便秘症 I

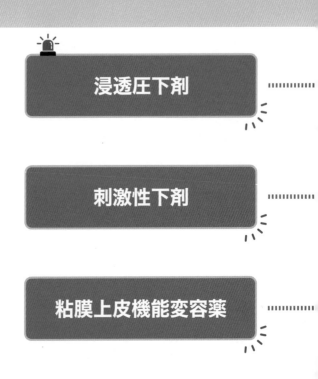

- 浸透圧下剤
- 刺激性下剤
- 粘膜上皮機能変容薬

▶ ひとこと MEMO

　便秘患者の救急診療は「本当に便秘でいいの？」という点が肝です．腹痛患者のゴミ箱診断にしないようにしましょう．「レントゲンで宿便あり＝腹部症状の原因が便秘」ではないので注意が必要です．また肛門が苦しいタイプの便秘（排便困難型）では摘便が奏効することがあります．レントゲンやエコーで直腸に便充満がある場合も直腸指診で摘除できる

▶ 酸化マグネシウム 330 mg 6錠分3 ▶3日分

⚠️ 高マグネシウム血症が問題になるため腎障害患者，高齢患者では避ける．

プルゼニド®
▶ センノシド 12 mg 2錠分1 ▶就寝前3日分

⚠️ 刺激性下剤は習慣性・耐性があり頓服や短期間の利用にとどめる．

アミティーザ®
▶ ルビプロストン 24μg 2錠分2 ▶朝夕食後3日分

他の便秘症治療薬で効果不十分な場合に使用する薬剤．

消化器領域

便がないかを調べる価値はあります．残念ながら，数日排便がないから浣腸でもしてもらいに救急外来に行こう，という患者もいます．腹部や肛門の苦痛が強くない限りは，便秘症を救急外来で扱う必要はありません．浣腸をしてもらいに救急外来に行くという習慣化は望ましくないと考えて，筆者は救急外来で浣腸することはほとんどありません．

③ 便秘症Ⅱ：漢方特集

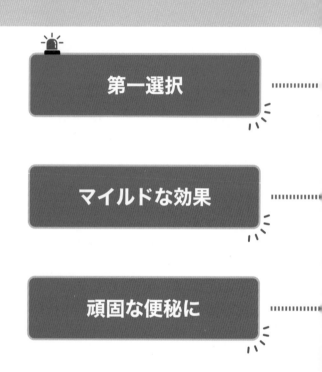

第一選択

マイルドな効果

頑固な便秘に

▶ ひとこと MEMO

便秘の訴えで救急外来に来院する患者は，すでに下剤を内服していることが多いです．浸透圧下剤も刺激性下剤も，さらにその他の新薬も内服している場合，追加処方できる薬剤は多くありません．そんなときに漢方が役に立ちます．筆者が救急患者に漢方薬を用いる場合に気をつけていることは，効果発現までに時間がかかる製剤を選ばないことです．一般

▶ 大黄甘草湯❽ 3包分3 ▶毎食前

⚠ 主成分が大黄（センノシド）であり刺激性下剤の内服患者では避ける.

▶ 大建中湯⓿ 3～6包分3 ▶毎食前

大黄を含まない.

▶ 大承気湯⓭ 3包分3 ▶毎食前

消化器領域

に構成生薬数が多いほど，即効性は少ないとされます．大建中湯⓿は4種類の生薬から構成される一方で，潤腸湯�××は地黄，当帰，黄芩，枳実，杏仁，厚朴，大黄，桃仁，麻子仁，甘草の10種類もの生薬から構成されます．潤腸湯�××は硬便の治療に有効ではあるものの，効果発現までにはしばらく内服する必要があるため救急患者には不向きだと感じています．

JCOPY 88002-909

57

① 脳血管障害

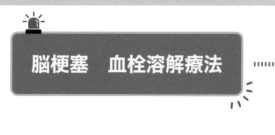

脳梗塞　血栓溶解療法

脳出血・くも膜下出血　降圧

▶ ひとこと MEMO

この本をお読みのみなさんの脳血管障害の診療のゴールは「専門家の手に1秒でも早く渡すべき患者を見過ごさない」ことです．特に脳梗塞に対する血栓溶解療法（rt-PA）は発症（あるいは最終健在）から4.5時間，血管内治療は6時間（〜24時間）以内に施行するのが原則です．「発見＝発症」でないことも多く，必ず「最終健在時刻」を聴取してください．

テーマ4　脳神経領域

脳神経領域

グルトパ®
…………▶ アルテプラーゼ (rt-PA)
　　　　　0.6 mg/kg 10%を急速投与, 残りを1時間で静注

🖐 自身で投与するのではなく, rt-PA 適応になりそうな患者を迅速に見つけるのが目標（ひとこと MEMO 参照）.

ベルジピン®
…………▶ ニカルジピン注射液 原液50 mg/50 mL
　　　　　　　　　　　　　▶2〜10 mL/時で調節

目標 収縮期血圧＜140 mmHg
　　　血圧を監視しながら 1〜2 mL 静注可.
⚠ 静脈炎や配合変化が多い薬剤であることに注意.

📖 静注血栓溶解（rt-PA）療法適正治療指針第三版【日本脳卒中学会】

片麻痺, 顔面麻痺など脳卒中を疑う症状があり rt-PA 治療指針🔖 の「静注血栓溶解療法のチェックリスト」の明らかな禁忌事項がなければ, 頭部単純 CT を撮影しつつ, 専門科コールをして方針を仰ぐのがよいと考えます. また, くも膜下出血では, 降圧のほか鎮静・鎮痛をしっかり行うことで再破裂を防ぐことも重要です.

JCOPY 88002-909

② てんかん重積状態

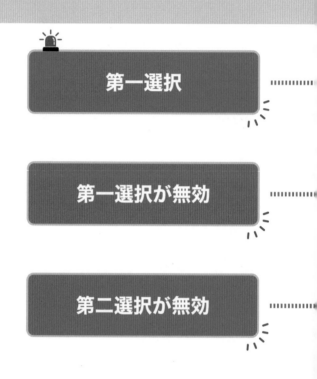

第一選択

第一選択が無効

第二選択が無効

▶ ひとこと MEMO

てんかん発作が5分以上持続すれば重積状態といえます．30分以上持続すると後遺障害の危険性が高まるのです．薬剤投与後は呼吸状態が不安定になりやすいため，気道確保や酸素投与の準備をしましょう．第三選択薬まで利用する例は難治であり，気管挿管・人工呼吸器が必要です．また一見してけいれんが止まっていても，実はてんかん重積状態が持続

ホリゾン®
┈┈┈▶ ジアゼパム 5〜10 mg ▶2分を目安に静注 [G]

脳神経領域

ホストイン®
┈┈┈▶ ホスフェニトイン 22.5 mg/kg
＋生理食塩水 50 mL
▶15分以上で点滴静注 [G]

ドルミカム®
┈┈┈▶ ミダゾラム 10mg/2mL×5A
＋生理食塩水 40 mL（＝1mg/1mL）
▶2〜5 mL/時で開始し調節

[G] てんかん診療ガイドライン 2018 追補版 2022【日本神経学会】

していることがあります．一方でてんかん発作がおさまった
あとにも意識障害が遷延することがあり"postictal state"と
呼ばれます．発作の持続と postictal state を区別することは
難しく，けいれんがおさまっていても意識状態の改善に乏し
ければジアゼパムを投与することがあります．

① 痛風発作

第一選択 NSAIDs

ロキソニン®
▶ **ロキソプロフェン** 60 mg 3錠分3
　　▶毎食後 〜5日間(飲み切る前に一般外来を受診)

⚠ 適応外
適応ありはナイキサン®など．

NSAIDs が使えない場合

プレドニン®
▶ **プレドニゾロン** 20〜30 mg 分2
　　　　　　　　　　　　　▶朝夕食後 [G]

痛風発作にはNSAIDsがよく使われますが，腎障害患者では投与しづらいです．このような場合はプレドニゾロンが選択肢です．

[G] 高尿酸血症・痛風の治療ガイドライン第3版［2022年追補版］【日本痛風・尿酸核酸学会】

▶ ひとこと MEMO

母趾中足趾節関節に起きる結晶性の急性単関節炎は痛風と一発診断してよいです．発作中は，症状悪化につながる可能性があるため，尿酸降下薬は用いません．まずは発作を消失させることが大切です．コルヒチンも痛風発作に投与されることもありますが，ロキソプロフェンと同様にコルヒチンも腎障害患者には使いづらい薬剤です．

テーマ5　運動器領域

コラム③　患者・家族への声かけの重要性

　救急外来では患者さんのみならず，ご家族も不安でいっぱいです．声かけは重要でこれも治療の1つでしょう．その一言で救いになる患者さんがおられるのであれば，声の出し惜しみをしている場合ではありません，どのような状況下であっても声出しは必要です．

　交通事故で救急搬送された女性が初療室で医療従事者の男性群に囲まれた時のことを振り返り，「いきなり服を脱がされて恐ろしかった」と言っておられるのを聞き，意識障害の状態であっても声をかけることの重要性を再認識しました．

　あとあと，トラブルになる医療従事者は，一方通行の話しぶりで拝聴することが不慣れなようです．モンスターペイシャントには毅然とした態度で接するべきでしょうが，拝聴することで治療に結びつくさまざまな情報が得られます．患者さんや家族の生きざまも多種多様であり，通り一辺倒の学問だけでは解決できないことがあります．旅行などで違う世界をみて見聞を拡げるのもいいですが，小説などでさまざまな世界観や価値観を知ることも一手です．

　「先生は瀬戸内寂聴さんみたいですね．握手してください」と言われた時には微妙でしたが．

（中永）

② 偽痛風

関節注射ができれば BEST
（特に膝の単関節炎の場合）

経口薬の 1st チョイス

NSAIDs が使えない場合

▶ ひとこと MEMO

偽痛風とは，ピロリン酸カルシウムの沈着による急性関節炎です．膝の単関節炎を示すことがほとんどです．発熱＋回旋制限を伴う頸部痛の臨床像を示す頸椎偽痛風は crowned dens syndrome として知られています．頸部単純 CT で軸椎歯突起周囲の結晶を認めるのが特徴です．治療としては，膝の単関節炎では関節穿刺排液とステロイド関注ができれば素

ケナコルト–A®

▶ **トリアムシノロン** 40 mg/1 mL
+1%キシロカイン 2 mL

▶膝関節腔内注射

ロキソニン®

▶ **ロキソプロフェン** 60 mg 3錠分3

▶毎食後 〜5日間（飲み切る前に一般外来を受診）

プレドニン®

▶ **プレドニゾロン** 20〜30 mg 分2

▶朝夕食後

運動器領域

晴らしいです．しかし関節穿刺が難しかったり，多関節炎を
呈している場合などは経口内服で治療します．注意点は，化
膿性関節炎を見逃さないことです．関節液中の白血球数が
25,000〜50,000/μL を超えていたら感染症を示唆します．

① 尿路結石

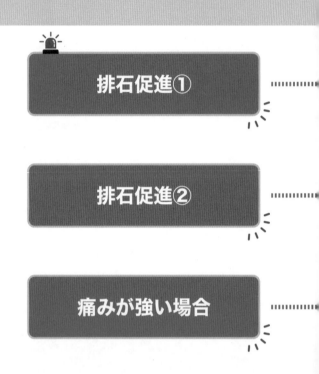

排石促進①

排石促進②

痛みが強い場合

▶ ひとこと MEMO

尿路結石は急性腎盂腎炎や腎後性腎不全をきたしていない限り，救急外来では鎮痛がメインの治療です（鎮痛薬については p.16 参照）．結石の排石促進を期待して，ウロカルン®や猪苓湯⑳が慣習的に処方されることがあります．その他に排石目的にαブロッカーやカルシウム拮抗薬を用いるプラクティスがありますが非専門家が選択しやすい薬剤ではない上

テーマ6　泌尿器領域

▶ **ウラジロガシエキス®** （ウロカルン®） 225 mg 6錠分 ▶3毎食後

▶ **猪苓湯㊵** 3包分3 ▶毎食前

▶ **大建中湯㊿+芍薬甘草湯㊽** 各3包分3
▶毎食前

⚠ 適応外

に，適応外処方です．鎮痛薬を投与後も，どうしても痛みが続く場合には，こちらも適応外処方ですが大建中湯㊿+芍薬甘草湯㊽の処方で尿管の弛緩を狙うというエキスパートオピニオンがあります．芍薬甘草湯㊽の甘草含有量は多く，偽性アルドステロン症のリスクが高まりますので使用は短期間にとどめましょう．

① 低血糖

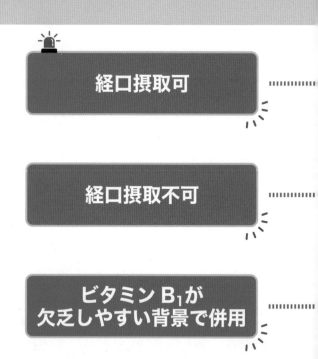

経口摂取可

経口摂取不可

ビタミン B_1 が
欠乏しやすい背景で併用

▶ ひとこと MEMO

　低血糖患者に対する治療薬にバクスミー®があります．これは2020年秋に発売となった比較的新しい薬ですが，この中身はグルカゴンであり目新しいものではありません．なにが新しいかというと，点鼻粉末剤という剤形です．低血糖による意識障害でブドウ糖の経口摂取ができなくても，介助者が鼻に吹きつけてあげればよいのです．針を使わず治療でき

テーマ7　内分泌・電解質領域

ブドウ糖 10 g ▶内服

20%ブドウ糖液 40 mL ▶静注

ビタメジン®1バイアル(チアミン100 mg配合)
▶**メイン輸液に溶解し点滴静注**

ビタミン B_1（チアミン）が欠乏しやすい背景：アルコール使用障害，低栄養，摂食障害，胃切除後，利尿薬の利用など（➡ 78 ページのウェルニッケ脳症の項参照）。
患者背景がよくわからない低血糖にも投与している。全例ルーチン投与を選択する医師もいる。

るのが素晴らしいですよね。病院で頻用されている薬ではないのですが，患者さんが利用してから来院してくる可能性があり知っておくとよいでしょう。

② 高血糖緊急症

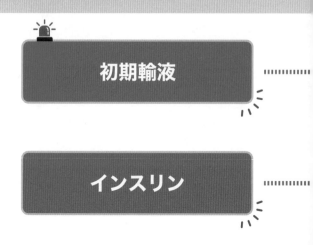

▶ ひとこと MEMO

高血糖緊急症は DKA(糖尿病性ケトアシドーシス)と HHS(高浸透圧高血糖症候群)を指します．DKA ではインスリンの著しい欠乏によりアシドーシスが生じ，HHS ではインスリン欠乏の程度は DKA ほど深刻ではないものの，顕著な高血糖と脱水症を特徴とします．HHS では血糖 600 mg/dL 以上，DKA では 200 mg/dL 以上を呈することが通常です[1]．

ラクテック®
乳酸リンゲル液 1,000 mL/時で開始

とにかく十分な細胞外液補充が重要．生理食塩水を大量投与することで高クロール性アシドーシスのリスクがあるため📖，筆者はリンゲル液を選択している．
循環不全や脱水の徴候が著明な場合はボーラス投与．

⚠ 輸液負荷に対する予備能に乏しい患者（高齢，心不全等）に注意．

ヒューマリン® R 5単位
+生理食塩水 50 mL(約1単位/mL)
▶2～5 mL/時で開始

内分泌・電解質領域

📖 Umpierrez GE, et al.：Diabetes Care, 47(8)：1257-1275, 2024

近年，SGLT2阻害薬による正常血糖ケトアシドーシスがトピックスですのでおさえましょう．適切な輸液療法で1時間当たり50～70 mg/dLの血糖低下が期待できます📖ので，輸液の重要性を意識すると同時に，過度な血糖降下にも注意が必要．救急外来では治療開始後1時間を目安に体液量，血糖値，電解質，血液ガスのフォローアップを行いましょう．

③ 高カリウム血症

緊急的治療①

緊急的治療②
グルコースインスリン
(GI) 療法

内服治療
(体内からカリウムを除去)

▶ ひとこと MEMO

　緊急度の高い高カリウム血症とは，筋力低下などの症状がある，心電図異常がある，血清カリウム値＞6.5 mEq/L である場合などです．心電図異常としては徐脈，テント状 T 波，P 波消失，wide QRS，心室性期外収縮，心室細動などがあります．血清カリウム値の治療目標は 4.0〜5.5 mEq/L です．緊急度が高い場合はカルチコール®やグルコース・インスリ

カルチコール®

┈┈▶ グルコン酸カルシウム注射液

8.5% 5 mL ▶ゆっくり静注

┈┈┈▶ **50%ブドウ糖** 40 mL

+ヒューマリン® R 4〜8単位 ▶ゆっくり静注

┈┈┈▶ **ロケルマ®** 5〜10 gを水に懸濁し内服

▶1日3回 当日〜翌日フォローアップ

内分泌・電解質領域

ン（GI）療法で，その場をしのぎながら原因について検討します．カリウム摂取量上昇や急性腎障害による排泄低下，薬剤性（NSAIDs やレニン・アンジオテンシン系阻害薬，ST 合剤など）が原因として挙げられます．カルチコール® や GI 療法は，体内のカリウムの絶対量を減らす治療ではないためロケルマ® などでカリウムを体外に排泄させる必要があります．

④ 低カリウム血症

緊急的治療

内服治療
(代謝性アシドーシスを伴わない場合)

内服治療
(代謝性アシドーシスを伴う場合)

▶ ひとこと MEMO

　緊急度の高い低カリウム血症とは，筋力低下や呼吸不全などの症状がある，心電図異常がある，血清カリウム値<2.5 mEq/L である場合などです．低カリウム血症による心電図異常としては，U 波の出現，T 波の平坦化，QT 延長などがあります．緊急度の高い場合は経静脈的にカリウムを投与します．末梢静脈から安全にカリウムを投与するために，速度は

▶ 生理食塩水 500 mL
　　+塩化カリウム注 20 mEq
　　　　　　　▶1時間以上かけて投与

▶ 塩化カリウム徐放錠 600 mg（8 mEq/錠）
　　　　　　　1回2錠 ▶1日2回朝夕食後

アスパラカリウム® 錠
▶ L-アスパラギン酸カリウム
　　　　　　300 mg（1.8 mEq/錠）1回1〜3錠
　　　　　　　　　　▶1日3回 毎食後
グルコン酸カリウム（グルコンサンK®）でもよい.

10〜20 mEq/時以下，濃度は 40 mEq/L 以下にすることを厳守してください．低カリウム血症の原因として，カリウム摂取量低下，下痢，薬剤（β刺激薬，インスリン，利尿薬など），周期性四肢麻痺などがありますので，治療と並行して原因を検討していく必要があります．

内分泌・電解質領域

⑤ 高カルシウム血症

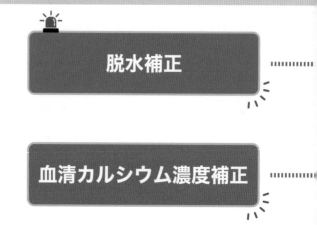

脱水補正

血清カルシウム濃度補正

▶ ひとこと MEMO

　血清カルシウム値＞14 mg/dL の場合は，重度の高カルシウム血症として緊急的に治療を行います．血清カリウム値が 14 mg/dL より低くても，脱水症，意識障害や急性腎障害をきたしている場合は介入が必要になります．高カルシウム血症の原因としては悪性腫瘍，副甲状腺機能亢進症のほか，骨粗鬆症に対する活性型ビタミンD製剤による薬剤性が重要で

ラクテック®

▶ **乳酸リンゲル液** 500 mL ▶1時間で投与

☞ 脱水や心機能の程度に合わせて投与量/速度を増減.

エルシトニン®

▶ **エルカトニン注** 40単位 ▶筋注

内分泌・電解質領域

す. 以前は, 高カルシウム血症の治療に利尿薬を用いるとされてきましたが現在は推奨されません. 循環血液量減少がある中で利尿薬を投与することは無効であるばかりか, 急性腎障害を引き起こす危険性があります.

⑥ ウェルニッケ脳症

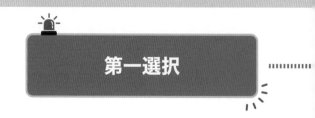

第一選択

▶ ひとこと MEMO

　ビタミン B_1 の不足で発症するウェルニッケ脳症は意識障害，眼球運動障害，失調歩行を古典的な三徴候としています．ビタミン B_1 はブドウ糖やアミノ酸の代謝経路において補酵素として活躍しているのです．よってブドウ糖摂取が増えると，ビタミン B_1 のニーズも高まります．低血糖の治療でブドウ糖を補正するときに，ビタミン B_1 を同時投与するのはウェ

ビタメジン® 5バイアル+**生理食塩水** 50 mL
▶30分かけて

ビタミン B$_1$（チアミン）として 500 mg 投与.

⚠ 適応外使用.

その後も投与するなら：1 日 3 回×2 日間，その後 2〜3 バイアルに減量し 5 日間投与.

内分泌・電解質領域

ルニッケ脳症の予防や悪化防止のためなのですね．またビタミン B$_1$欠乏では乳酸アシドーシスをきたすことがあり，原因のわからない乳酸アシドーシスではビタミン B$_1$欠乏を想起する必要があります．

コラム④　パニック発作の再発を防ぐ

　パニック発作では，胸痛，窒息感，めまい，嘔気，息切れなどの症状が出現します．こうした突然の発作を何度も経験するうちに，発作の起こった場所や状況に身をおくだけで，緊張が高まり，またもや発作を引き起こしてしまいます．救急搬送されることも多く，ジアゼパムなどを筋注して帰宅させるだけでは再受診を繰り返すことになりかねません．患者さんには発作中もしっかり声かけをして，再発防止策を呈示することで，安心感を与えることも治療の1つです．「発作中は何を言っても本人には何も聞こえていない」といってただただ治療に専念される医療者もおられます．ところが，そばに寄り添って声かけを続けていると「心療内科の先生ですか．いつも注射されて終わりでした．先生の外来にかかりたいのですが」などと言われたことは枚挙に暇がありません．

　早期に改善させるコツとして，声かけをしながら，発作時には神門（HT7）というツボを押しています．また，救急受診する前に不安が強いときには内関（PC6）を自分で10秒ぐらい押すことをすすめています．また，漢方治療も有効で，発作時には芍薬甘草湯❻❽，予防には苓桂朮甘湯❸❾＋甘麦大棗湯❼❷を用いています．

　なお，救急での万能のツボは『フローチャート救急漢方薬』（新興医学出版社刊）をご参照ください．

　　　　　　　　　　　　　　　　　　　（中永）

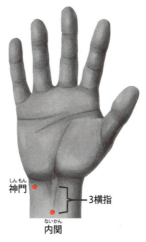

図 パニック発作に効くツボ

左記で示した HT7 や PC6 などは WHO によって定められた「標準経穴部位」と呼ばれるコードであり,漢字が使用されていない地域などでもツボの位置が理解できるよう共通化されている.

① 耳性めまい症

症状が強く
嘔吐が続いている

内服可能

抗コリン作用が懸念される，
自動車運転をする

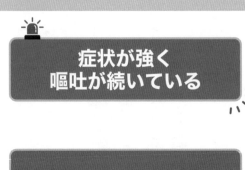

▶ ひとこと MEMO

「めまい」という言葉の扱いはとても難しいです．失神，足元のおぼつかなさ，立ちくらみなどさまざまな状態を指して患者は「めまい」と表現します．慣習的にめまいといえば中枢性や耳性を考えますが，救急外来ではその2つにとらわれず広く鑑別することが必要です．救急外来でよく遭遇する耳性めまい症は，良性発作性頭位めまい症（BPPV）と前庭神

テーマ8　耳鼻科領域

アタラックスP®
▶ **ヒドロキシジン** 25〜50 mg
＋生理食塩水 50 mL ▶点滴静注 **G**

トラベルミン®
▶ **ジフェンヒドラミン** 3錠分3 ▶毎食後 **G**

耳鼻科領域

▶ **五苓散⑰** 3包分3 ▶毎食前
抗コリン作用が懸念される場合＝閉塞偶角緑内障や前立
腺肥大症など．

G 標準的神経治療：めまい（2020）【日本神経治療学会】

経炎です．BPPV には投薬に耳石置換法（Epley 法など）を
組み合わせるのがオススメ．なお耳性めまい症による嘔吐症
に関しては，メトクロプラミドによるドパミン受容体遮断は
直接の制吐作用は持ちません．ただし胃の蠕動亢進作用によ
り嘔吐の閾値を上げるので，間接的な効果はあり，投与を考
慮してもよいとされています **G**．

② 外耳道異物（虫）

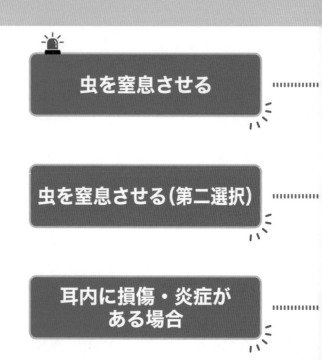

虫を窒息させる

虫を窒息させる（第二選択）

耳内に損傷・炎症が
ある場合

▶ ひとこと MEMO

　一般的に外耳道異物は，体温程度に温めた生理食塩水を注入し洗い出すことで対応します（冷水を耳に注入すると，めまいを誘発してしまうため要注意）．しかし生きている虫を引っ張り出すことは難しく，鼓膜や外耳道の損傷をきたしうるため，まず窒息させてから虫体を取り出していきます．虫のほかにもボタン電池や，吸水して膨らむ可能性があるもの

▶ オリブ油
▶5〜10滴耳内に滴下し，動かなくなったのちに虫体摘出

キシロカイン®
▶ リドカインゼリー2%
▶オリブ油と同様の処置

⚠ オリブ油のない施設での選択肢になるが，鼓膜穿孔があった場合に内耳麻酔を生じめまいが起こるため注意.

タリビッド®
▶ オフロキサシン耳科用液0.3%
1回6〜10滴 1日2回 ▶点耳

耳鼻科領域

（豆や種子，消臭ビーズなど）に関しても，生理食塩水で洗い流すことは NG です．耳の中に何が入っているかは，概ね患者さんが教えてくれます．しかし患者が子どもの場合は何が耳に入ったか，よくわからないこともあるので慎重になる必要があります．本当に耳に異物が入ってしまったのか曖昧なまま来院されることもあります.

③ 鼻出血

止血処置
（キシボスガーゼ）

軟膏ガーゼ

▶ ひとこと MEMO

　鼻出血の好発は Kiesselbach 部位からの前方出血です．この場合，キシボスガーゼを鼻腔にびっしり詰めて 20 分ほど止血されるのを待ちます．次にキシボスガーゼを丁寧に除去し，止血されていることを確認後，軟膏ガーゼに入れ替えて圧迫止血を継続します．再出血がなければ翌日の耳鼻科外来受診を指示し帰宅の方針とします．長時間のキシボスガーゼ

ボスミン®
▶ アドレナリン外用液0.1% 1 mL

＋生理食塩水 4 mL

キシロカイン®
＋リドカイン液4% 5 mL
▶細いコメガーゼに染み込ませ，鼻腔にしっかり充填

耳鼻科領域

ゲンタシン®
▶ ゲンタマイシン軟膏0.1%
▶細いガーゼにたっぷり馴染ませる

キシボスガーゼでの止血を確認後，軟膏ガーゼをに入れ
替え，翌日耳鼻科を受診

📖 Zahed R, et al.：Acad Emerg Med. 25（3）：261-266, 2018,
Zahed R, et al.：Am J Emerg Med, 31（9）：1389-1392, 2013

留置は粘膜障害を引き起こす可能性があり短時間に留めま
しょう．後方からの出血の場合は，止血が難しく耳鼻科医師
に処置を依頼する必要があるかもしれません．最近の話題と
して，トラネキサム酸の局所投与（500 mg/5 mL を綿球や
ガーゼに染み込ませてパッキング）の臨床試験が複数報告さ
れており，止血効果が示唆されています📖．

① 市中肺炎（外来治療）

内服治療

非定型肺炎を考える場合（レジオネラを除く）

レジオネラ肺炎

▶ ひとこと MEMO

　入院が必要かどうかの判断には，A-DROP スコアが役立ちます．A-DROP は①年齢（Age），②脱水（Dehydration），③呼吸不全（Respiraton），④意識障害（Orientation），⑤低血圧（Pressure）の頭文字を取ったもので，①男性 70 歳以上・女性 75 歳以上，②BUN 21 mg/dL 以上または脱水あり，③SpO_2 90％以下（PaO_2 60 Torr 以下），④意識障害あ

テーマ9　細菌感染症

本テーマは，『まとめ抗菌薬』（羊土社）を執筆された鹿児島生協病院感染症内科の山口浩樹先生にご助言をいただきました．深く感謝いたします．

オーグメンチン®

‣ **アモキシシリン/クラブラン酸**

サワシリン®

＋アモキシシリン 250 mg 各3錠分3
▶次回受診日まで（数日後にフォローアップ）

ジスロマック®

‣ **アジスロマイシン** 250 mg 2錠分1 ▶3日間

クラビット®

‣ **レボフロキサシン** 500 mg 1錠分1 ▶14日間

基礎疾患のない非高齢者が強い乾性咳嗽を訴えている場合は非定型肺炎を疑う．この場合，マイコプラズマやレジオネラの迅速検査が可能な病院もあるのでぜひ活用してほしい．

り，⑤収縮期血圧 90 mmHg 以下でそれぞれ 1 点です．A-DROP スコアが 1〜2 点で外来あるいは入院治療，3 点以上で入院治療がよいとされています．A-DROP が 1〜2 点でも懸念があるときはセフトリアキソン 2 g＋生理食塩水 100 mL を救急外来で点滴し，翌日フォローアップとしています．

② 尿路感染症（外来治療）

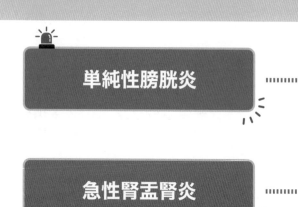

- 単純性膀胱炎
- 急性腎盂腎炎
- βラクタムアレルギーの場合

▶ ひとこと MEMO

尿路感染症は日常診療でよく遭遇する感染症ですが，安易に診断されがちな側面もあります．原因菌としては *Proteus mirabilis*, *Escherichia coli*, *Klebsiella pneumoniae*（略してPEK）が代表的です．実は尿中細菌や白血球があっても，それだけで尿路感染症とは限らないことに要注意です．菌血症の結果として尿中に細菌が検出されたり，他臓器の感染症

ケフレックス®
⚫⚫⚫⚫▶ セファレキシン 250 mg 6錠分3 ▶7日間

ロセフィン®
セフトリアキソン 2 g

⚫⚫⚫⚫▶ **+生理食塩水** 100 mL

上記を30分で点滴静注し,

セファレキシン 250 mg 6錠分3
ケフレックス®
▶7〜14日間

バクタ®
⚫⚫⚫⚫▶ ST合剤 4錠分2
▶朝夕食後 7〜14日間(単純性膀胱炎の場合は3日間)

細菌感染症

の波及で尿中白血球が増加したりすることがあるため,しっかりとした除外診断が重要です.また *E. coli* などの薬剤耐性が進んでいるため,治療にあたっては病院の薬剤感受性表(アンチバイオグラム)を一読しておくことをオススメします.

③ 腹腔内感染症

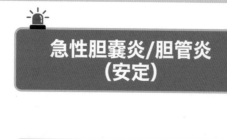

急性胆嚢炎/胆管炎
（安定）

急性胆嚢炎/胆管炎
（不安定），腹膜炎

急性腸炎
（発熱・血便あり）

▶ ひとこと MEMO

　急性腸炎の治療方針は，原因と症状によって異なります．強い腹痛，血便，発熱がある場合は大腸炎型の可能性が高く，抗菌薬を検討しますが，すべての大腸炎型に抗菌薬が必要なわけではありません．重症例や免疫不全患者には抗菌薬の使用を考慮します．大腸炎型の主な原因菌はカンピロバクターとサルモネラで，潜伏期間が長いため1週間の喫食歴の聴取

セフメタゾン®

┅┅┅▶ **セフメタゾール** 2 g+**生理食塩水** 100 mL
▶点滴静注

ゾシン®・タゾピペ®

┅┅┅▶ **ピペラシリン/タゾバクタム** 4.5 g

+**生理食塩水** 100 mL ▶点滴静注

細菌感染症

ジスロマック®

┅┅┅▶ **アジスロマイシン** 250 mg 2錠分1
▶3〜5日間内服

⚠ 適応外

が重要ですが, 多くの人は食事内容を思い出すことができません (私もできません). また重症で経口摂取が困難な場合は, セフトリアキソンの点滴治療を行います. ただし発熱がなく, 強い腹痛と血便がある場合は病原性出血性大腸菌の可能性があり, 安易な抗菌薬治療は溶血性尿毒症症候群 (HUS) のリスクを高めるため注意が必要です.

④ 皮膚・軟部組織感染症 (外来治療)
—癰/癤・皮下膿瘍・丹毒・蜂窩織炎—

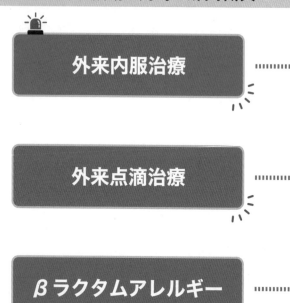

外来内服治療

外来点滴治療

βラクタムアレルギー

▶ ひとこと MEMO

蜂窩織炎の重大な鑑別疾患に,壊死性筋膜炎 (NF) があります.見た目に不釣り合いな強い痛みや,なんだかぐったりしている,バイタルサインの異常があるといった場合には疑います.鑑別には,LRINEC スコア (CRP,白血球数,ヘモグロビン,ナトリウム,クレアチニン,血糖の 6 項目から算出) がよく使われますので疑ったときにはスコアリングしてください.

ケフレックス®

┅┅➤ セファレキシン 250 mg 6錠分3
▶近日再診まで処方（癤/癰・皮下膿瘍は排膿が前提）

ロセフィン®

┅┅➤ セフトリアキソン 2 g

+生理食塩水 100 mL
▶30分で投与 1日1回 連日受診し投与

ダラシン®

┅┅➤ クリンダマイシン 150 mg 6錠分3
▶内服 近日再診まで処方

細菌感染症

Tarricone A, et al.：J Foot Ankle Surg, 61（2）：384-389, 2022

ただし研究によって感度は36％〜77％，特異度は72％〜93％とバラつきがあり，特に除外診断には不向きであることを留意しましょう．NF は急速に進行することが多くスコアにとらわれず「なんか変」と感じたら，躊躇せずに整形外科などに相談しましょう．早期の外科的デブリードマンが極めて重要であり，抗菌薬治療だけでは太刀打ちできません．

⑤ 耳鼻科感染症（外来治療）
—急性中耳炎・急性扁桃炎・急性副鼻腔炎—

非重症・背景リスクなし

嫌気性菌の関与を疑う
（歯性感染症等）

▶ ひとこと MEMO

　急性中耳炎や急性副鼻腔炎は必ずしも抗菌薬を必要としない疾患です．急性副鼻腔炎では多くがウイルス性であり抗菌薬は不要です．経過が長い，一度軽快してから症状が悪化した二峰性，高熱，強い頭痛・顔面痛といった場合には細菌性を考えて抗菌薬を投与します．いずれの場合も周囲への感染波及や膿瘍形成をきたす可能性があり注意が必要です．脳や

サワシリン®
アモキシシリン 250 mg 6錠分3
▶次回の近日受診日まで

オーグメンチン®
アモキシシリン / クラブラン酸 250RS
＋アモキシシリン 250 mg 各3錠分3
サワシリン®
▶次回の近日受診日まで

細菌感染症

気道に隣接していることから重症化時の影響が大きいのです．特に急性扁桃炎は要注意であり，強い嚥下時痛，開口障害は気道緊急の懸念があります．外来での投薬治薬が可能か，入院治療や外科的介入が必要かの判断が大切な疾患です．

⑥ 細菌性髄膜炎

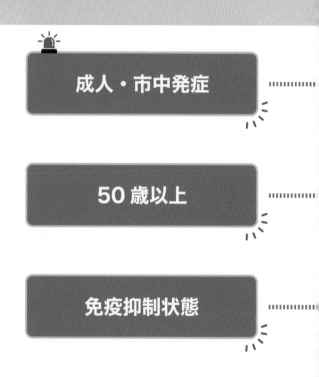

成人・市中発症

50歳以上

免疫抑制状態

▶ ひとこと MEMO

　細菌性髄膜炎は, 発熱, 頭痛, 意識障害, 項部硬直といった所見から疑われますが, いずれかの所見が欠けていても否定できません. 治療の遅れが生命予後や神経学的合併症に影響するため, もし救急外来で遭遇してしまったら自ら迅速に対処していく必要があるので, 軽症患者への対応を多数紹介している本書でも取り上げました. 血液培養と, 髄液培養を

1時間以内に以下の順番で投与（同時投与可）

①デキサメタゾン 0.15 mg／kg
（デキサート®）
　＋生理食塩水 50 mL

②セフトリアキソン 2 g
（ロセフィン®）
　＋生理食塩水 100 mL

③1～2時間で バンコマイシン 1 g
　＋生理食塩水 100 mL

①～③に加えアンピシリン 2 g
（ビクシリン®）
　＋生理食塩水 100 mL ▶30分で投与

②をメロペネム 2 g
（メロペン®）
　＋生理食塩水 100 mLに変更

Hasbun R：Initial therapy and prognosis of community-acquired bacterial meningitis in adults. UpToDate

迅速に採取し，1時間以内にステロイドと抗菌薬を投与します．投薬の順番として，ステロイドを先行させて抗菌薬を投与したほうがよいという意見があります．またバンコマイシン注入反応（以前はレッドマン症候群と言われた）を予防するためバンコマイシンは緩徐投与が必要となっておりますので，別の抗菌薬から投与することをおすすめします．

⑦ 敗血症によるショック

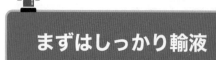

まずはしっかり輸液 ....

昇圧薬の第一選択 ....

追加する昇圧薬
(ノルアドレナリン要 0.2 μg/kg/分以上) ....

▶ ひとこと MEMO

ショックとは組織の酸素必要量と供給量のミスマッチにより、組織が低酸素状態になるという生命を脅かす状態のことです。ショック＝低血圧と思いがちですが、それは誤りです。すでにショックに陥っていても最初は血圧は保たれます。一方で理学的にショック徴候を認めます。ショック徴候を示唆する理学所見として「それきみこ」のゴロが有名です（そ＝

ラクテック®

┅┅┅▶ **乳酸リンゲル液** 30 mL/kg ▶ボーラス投与

┅┅┅▶ **ノルアドレナリン** 1 mg/1 mL×5A

   ＋生理食塩水 45 mL（＝0.1 mg/mL）

   　　　　　　▶0.05〜0.1 μg/kg/分で開始

   （体重50 kgの場合：3 mL/時＝0.1 μg/kg/分を目安に
   　　　　　　　　　　　　　　　　　　　　考える）

ピトレシン®

┅┅┅▶ **バソプレシン** 20単位/1 mL×2A

   ＋生理食塩水 38 mL（＝1単位/mL）

   　　　　▶0.6 mL/時で開始（1.8 mL/時を超えない）

細菌感染症

蒼白，れ＝冷汗，き＝虚脱，み＝脈拍触知困難，こ＝呼吸促
迫），不安や不穏を呈することもあります．収縮期血圧 100
mmHg，心拍数 120 bpm といった状態が「プレショック」
と呼ばれることがありますが，おおかたすでにショックに
陥っています．血圧が下がる前にショックを見抜いて，しっ
かり細胞外輸液を行いましょう．

コラム⑤ 急性期での終末期医療のあり方

　救急領域では，患者さんの意思や病態が不明であっても，まずは救命のために積極的な治療や措置に全力を注ぎます．しかし，治療を進める過程で患者さんの病態や治療への意思が明らかになり，治療方針を見直すことも起こり得ます．救命の見込みがなく，患者さんやご家族に人工呼吸管理や血液透析などの治療を継続する希望がないことが明らかになった場合は，どのように希望に寄り添って，積極的な治療を終了させるのかは，急性期での終末期医療に関する大きな課題です．

　2014 年に日本救急医学会，日本集中治療医学会，日本循環器学会が作成した「救急・集中治療における終末期医療に関するガイドライン〜3 学会からの提言〜」（ガイドライン）（https://www.jsicm.org/pdf/1guidelines1410.pdf）は，この課題を検討するうえで貴重な指針となっています．

　秋田大学でも 2015 年 11 月から「秋田大学医学部附属病院集中治療部における終末期医療に関する申し合わせ」（図）を作成し運用しています．終末期であることの判断は多職種で構成される ICU 終末期認定チームで検討されます．これは，主治医の対応が恣意的になっていないかチェックするためと，責任を主治医だけに負わせるのではなく，高度救命救急センターや全病院的に共有するためでもあります．ただし，終末期と判断されても筋弛緩薬投与などの手段により死期を早めることは行いません．

　院内でいったん治療指針を決めてしまえば，あとは軌道に乗るであろうと思っていたところ，COVID-19

● ICU 終末期認定チームは，終末期の判断を行う．
終末期の判断に当たっては，以下のいずれの項目に
該当するかを慎重に検討する．
①不可逆的な全脳機能不全であると診断された場合
②生命が人工的な装置に依存し，生命維持に必須な
　複数の臓器が不可逆的機能不全となり，移植など
　の代替手段もない場合
③その時点で行われている治療に加えて，さらに行
　うべき治療方法がなく，現状の治療を継続しても
　近いうちに死亡することが予測される場合
④回復不可能な疾病の末期，例えば悪性腫瘍の末期
　であることが積極的治療の開始後に判明した場合

**図　秋田大学医学部附属病院集中治療部における
　　　終末期医療に関する申し合わせ（抜粋）**

関連では対応に苦慮する事例がありました．そのまま
お看取りとなるはずの患者さんが大学病院の ICU で対
応せざるを得なくなることもあり，本来は ICU で診る
べき患者さんが診れなくなるという本末転倒の事態が
起こりました．終末期医療のあり方が社会全体で共有
されなければ，今後も新興感染症が発生する度に同じ
ことが繰り返されるでしょう．　　　　　　　（中永）

① 蕁麻疹

局所所見や掻痒症状が軽度

皮疹が広範で掻痒症状が強い

▶ ひとこと MEMO

蕁麻疹を主訴に救急外来を受診する方は案外多いです．症状が強ければ点滴でポララミン（第1世代の抗ヒスタミン薬）を投与することもあります．第1世代の抗ヒスタミン薬は中枢神経に作用し強い眠気を引き起こします．ポララミン投与後は自動車運転をするべきではないので救急外来からの帰宅手段を最初に確認しておきましょう．また内服で抗ヒスタミ

テーマ10　アレルギー領域

アレルギー領域

アレグラ®
┈┈┈▶ **フェキソフェナジン** 60 mg 2錠分2 ▶朝夕食後

ポララミン®
┈┈┈▶ **d−クロルフェニラミンマレイン** 5 mg
＋生理食塩水 50 mL
▶15〜30分で点滴静注

ン薬を短期間処方しますが，眠気の少ない第2世代にしま
しょう．添付文書に自動車運転等の作業に関する制限のない
フェキソフェナジンを選択しています．フェキソフェナジン
は腎機能で用量調節が必要な薬剤なので気をつけましょう．

② アナフィラキシー

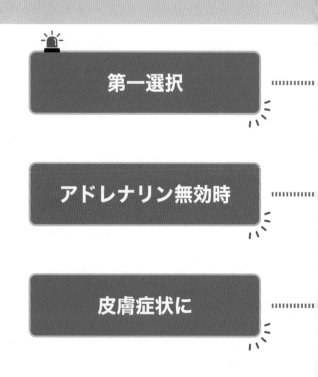

第一選択

アドレナリン無効時

皮膚症状に

▶ ひとこと MEMO

アナフィラキシーの定義は以下の2つです．非常に重要なので覚えましょう！！ ①皮膚・粘膜の症状が急速に発症した場合に，気道・呼吸症状，循環器症状，重度の消化器症状が出現した．②典型的な皮膚症状がなくとも既知のアレルゲンまたはアレルゲンの可能性がきわめて高いものに曝露されたあと，血圧低下または気管支攣縮または喉頭症状が急速に

アレルギー領域

ボスミン®

┈┈┈▶ アドレナリン 注0.1%(1 mg/1 mL)

0.5 mg(0.01 mg/kg) ▶大腿外側に筋注

効果が乏しければ5〜15分ごと **G**

頻脈 and/or 低血圧時は細胞外液輸液の急速投与とセットで！

┈┈┈▶ グルカゴン 1 mg ▶5分以上かけて静注 **G**

⚠ 適応外

ポララミン®

┈┈┈▶ d−クロルフェニラミンマレイン 5 mg

＋生理食塩水 50 mL ▶点滴静注 **G**

⚠ 救命効果は期待できないことや，過度の眠気に注意.

G アナフィラキシーガイドライン 2022【日本アレルギー学会】

発症した，そういったアナフィラキシーに，まずポララミン®やソル・コーテフ® が投与される場面も目にしますが，これらの薬剤には呼吸・循環の異常を改善させて救命につながる効果は期待できません．ためらわずにアドレナリンを筋注することが本当に本当に本当に大切です.

① 帯状疱疹

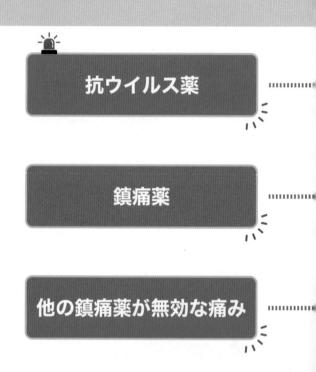

抗ウイルス薬

鎮痛薬

他の鎮痛薬が無効な痛み

▶ ひとこと MEMO

　皮疹の出現から 72 時間以内に抗ウイルス薬を投与することが理想的．バラシクロビル，ファムシクロビルなどの 7 日間投与が一般的です．腎機能に応じた用量調整が不要な薬剤としてアメナリーフ®がありますが，中枢神経移行性に乏しく，比較的高額なことに注意．汎発性帯状疱疹や，そのリスクのある免疫不全患者には静注薬（アシクロビル）が投与され入院

テーマ11　皮膚科領域

皮膚科領域

バルトレックス®
⋯⋯⋯▶ バラシクロビル 500 mg 6錠分3

▶**毎食後7日間**

⚠ 腎機能に応じた用量調節が必要

カロナール®
⋯⋯⋯▶ アセトアミノフェン 500 mg 3錠分3

▶**毎食後**

帯状疱疹による疼痛は非常に強く，さらに NSAIDs の追加を考慮する．

⚠ 腎機能障害が起こりやすいため慎重に！

トラマール®
⋯⋯⋯▶ トラマドール 25 mg 4錠分4

▶**毎食後・眠前**

⚠ 腎機能に応じた用量調節が必要
ふらつき，悪心・嘔吐，便秘に注意，運転禁止

適応になります．文献上は経口薬で治療可能ですが，眼部帯状疱疹をはじめとする顔面帯状疱疹は入院の上，静注薬を投与することが多いです．アシクロビルの副作用として脳症や腎機能障害に注意です．実は帯状疱疹患者は，抗ウイルス薬による薬剤性や疼痛による経口摂取低下から腎機能障害をきたしやすい背景であり疼痛管理にNSAIDsが利用しづらいです．

② 軽症熱傷（局所治療）

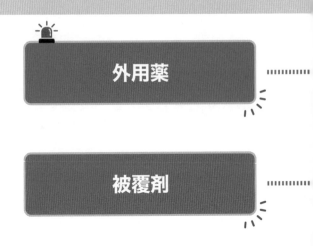

外用薬

被覆剤

▶ ひとこと MEMO

　熱傷患者の治療場所の参考になるのはArtzの基準です．この基準によれば，外来治療可能な軽症熱傷は，①熱傷面積Ⅱ度15％以下，Ⅲ度2％以下とされます．同基準では重症熱傷は，①熱傷面積Ⅱ度30％以上，Ⅲ度10％以上，②顔面・手・足のⅢ度熱傷，③気道熱傷，④軟部組織損傷・骨折を合併，⑤電撃傷とされます．重症熱傷は高次医療機関での診療を要

皮膚科領域

プロペト®
白色ワセリン ▶1日1回以上 洗浄後に塗布

トレックス®ガーゼ ▶外用薬を練り込んで被覆
普通のガーゼはくっついてしまうので非固着性ガーゼを用いる.

すると言われています. 軽症の場合は, よく洗浄し上記の処置をした上で, 皮膚科・形成外科に繋げます. なお「熱傷は外傷」です. 合併した内臓損傷や骨折の有無を検索したり, 破傷風対策を行ったりすることを忘れないでください.

① 急性緑内障発作

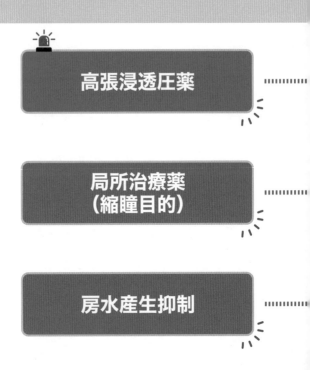

高張浸透圧薬

局所治療薬
(縮瞳目的)

房水産生抑制

▶ ひとこと MEMO

急性緑内障発作は，主に閉塞隅角緑内障患者の瞳孔ブロックが原因で起こり，ただちに眼科医に相談することが必要な緊急疾患です．治療薬のマンニトール®やダイアモックス®には案外副作用が多いことに注意です．これらの薬剤は利尿作用を有するため脱水のリスクを高めます．背景に脱水症に関連する因子(高齢や嘔吐など)がないかを考慮しましょう．

テーマ 12　眼科領域

眼科領域

20%マンニットール®
D-マンニトール 1～2 g/kg(5～10 mL/kg)
▶30～60分で点滴静注 **G**

⚠ 急性腎障害，急性心不全に注意！

サンピロ®
ピロカルピン点眼液 1～2%
▶1時間に2～3回点眼 **G**

⚠ 高眼圧による対光反射消失がある場合，逆に瞳孔ブロックが増強することがあり反復投与する場合は要注意．

ダイアモックス®
アセタゾラミド 10 mg/kg
+生理食塩水 20 mL ▶静注 **G**

G 緑内障診療ガイドライン（第5版）【日本眼科学会】

またマンニットール® による急性腎障害や急性心不全のリスクにも気を配る必要があります．さらに各病院で使用される薬剤が異なることも多いので，自施設のルールを事前に確認したり，投薬前に眼科医に指示を仰ぐことをおすすめします．

JCOPY 88002-909

② その他の眼科救急疾患

角膜びらん

アレルギー性結膜炎

▶ ひとこと MEMO

　角膜びらんは，目を擦ったり異物が入った後の疼痛・流涙などから疑います．上眼瞼を翻転させ異物の遺残の有無を確認します．洗浄処置時はベノキシール®で表面麻酔を行いますが，角膜障害悪化のリスクがあるため患者に処方することは避けます．また緑膿菌カバー目的にタリビッド®眼軟膏やクラビット®点眼液を処方します（特にコンタクトレンズ利用

ヒアレイン®

ヒアルロン酸点眼液0.1% ▶1日数回

クラビット®

＋レボフロキサシン点眼液1.5% ▶1日3回

＋オフロキサシン眼軟膏0.3% ▶眠前

タリビッド®　　　　　　　　　　　翌日眼科を受診

タリビッド®眼軟膏は，抗菌作用のほか潤滑効果があり
局所症状の緩和が期待できる．

パタノール®

オロパタジン点眼液0.1% ▶1日4回

翌日眼科を受診

眼科領域

者）．眼軟膏の使用法は下眼瞼を軽く引き，瞼の内側に軟膏を
塗布し，その後は閉眼を続け軟膏が広がるまで待つのです．
他の点眼がある場合は，5分以上あけ，この軟膏を最後に使
用します．なおアルカリ性物質（毛染めや塩素系漂白剤など）
は組織内に浸透しやすく危険で，目に入った場合は眼瞼pH
の正常化まで大量の生理食塩水で洗浄する必要があるのです．

① 動物咬傷

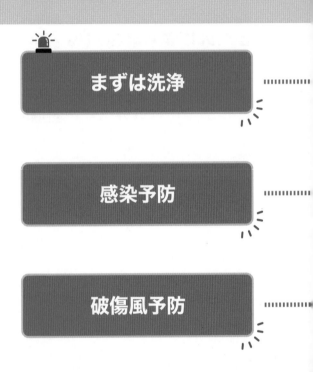

▶ ひとこと MEMO

オーグメンチン®（アモキシシリン/クラブラン酸）とサワシリン®（アモキシシリン）を併用する治療法は，通称オグサワ療法と呼ばれています．オグサワ療法では1日あたりアモキシシリン 1,500 mg, クラブラン酸 375 mg を投与する計算になります．もしアモキシシリンを 1,500 mg 投与するためオーグメンチン 6 錠に増量すると，クラブラン酸の投与量が多く

テーマ13　特殊領域

特殊領域

▶ **たっぷりの水で！**

創感染の成立に関し，水道水による洗浄よりも生理食塩水が優れている証拠はない．筆者は開放骨折など特別な状況でない限り，水道水で創洗浄をしている．

オーグメンチン®
▶ **アモキシシリン/クラブラン酸** 250RS
＋アモキシシリン 250 mg 各3錠分3
サワシリン®
　　　　　　　　　　　　　▶毎食後 3～5日分

▶ **破傷風トキソイド** 0.5 mL ▶筋注

なり下痢の副作用が問題となります．この問題を解決するためオーグメンチンを増やすのではなく，アモキシシリン単独を追加しているというわけです．口腔内はネコ＞ヒト＞イヌの順番で汚いと言われます．よってネコ咬傷は迅速な創洗浄と抗菌薬，そして綿密なフォローアップが大切です．またヒトによる咬傷は意外にも汚いことは覚えておく必要があります．

JCOPY　88002-909　　　　　　　　　　　　　　　　　117

② マムシ咬傷

重症例※で投与を考慮

※肘・膝より近位まで腫れが広がっている症例.

重症度に関わらず全例で投与可能

▶ ひとこと MEMO

　マムシ咬傷に関する標準治療は確立されているとは言い難いです．マムシは日本固有種であり，その症例の頻度からも治療に関する大規模試験は組みづらいためです．マムシ抗毒素を投与しない施設もあり，この場合も死亡例は認めなかったという報告があります(n=38)[1]．筆者もマムシ抗毒素は投与しないこともあります．マムシ抗毒素はウマ血清から作

乾燥まむしウマ抗毒素 6,000単位
▶付属の溶解液（20 mL）に溶かし生理食塩水200 mLに希釈し2時間で投与

セファランチン 10 mg ▶静注

特殊領域

辻本登志英ほか：日本救急医学会雑誌，28（2）：48-54, 2017

られており有害事象が多い薬剤です．いわゆる血清病と呼ばれるもので，これにはアナフィラキシーショックも含みます．マムシ抗毒素を投与する場合も，血清テストを行って，症状が出ないことを確認してから投与に移行する施設もあるのです．なお一般的な動物咬傷の対応も忘れずに行いましょう（p. 116）.

③ ハチ刺症（全身症状）

【中永】

ハチ毒による直接作用

アナフィラキシー

▶ ひとこと MEMO

ミツバチは毒嚢がついた針を残すために針が残っていたら，指でつままずに爪で弾き飛ばしてください．ハチ毒は無菌と考えられているため，破傷風の予防接種や抗菌薬の投与は必要ありません．スズメバチは毒液飛入だけでも失明する危険性があります．眼球刺傷にはステロイド眼注が著効します．眼科医に相談しましょう．

急性血液浄化療法を考慮

ハチ毒の主成分はヒスタミン，セロトニンなどで，多数のハチに同時に刺されると横紋筋融解，急性腎障害，多臓器不全に陥るため，血漿交換などの急性血液浄化療法を考慮する．

ボスミン®

アドレナリン 注0.1%（1 mg/1 mL）

0.5 mg（0.01 mg/kg） ▶大腿外側に筋注

アナフィラキシーの項（p.106）を参照．

前回と違う種類のハチに刺されてもアナフィラキシーを起こす可能性があります．ハチ毒特異的 IgE 抗体（ミツバチ，スズメバチ，アシナガバチ）を測定しておくとよいでしょう．局所には抗ヒスタミン薬やステロイド軟膏を塗布します．越婢加朮湯㉘＋柴苓湯⑭も効果があります．

④ 海洋生物刺創
（カサゴ・オコゼ・エイ）

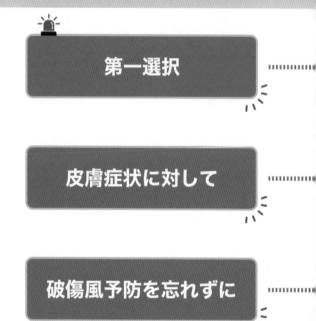

第一選択

皮膚症状に対して

破傷風予防を忘れずに

▶ ひとこと MEMO

　カサゴ，オコゼ，エイなどの海洋生物には，ヒレや尻尾に毒を持つものがあります．通常，手や足に刺創を負い，疼痛や腫脹を主訴に救急外来を受診します．創部の異物を取り除き，きちんと洗浄するというのは他の動物外傷と共通します．しかし，お湯で毒素が失活するというのは本疾患に特徴的ですので覚えておきましょう．まれに呼吸・循環の異常を

▶ お湯（40〜45℃）　▶患部を約20分間浸す

毒素が失活する.

リンデロン-V®

▶ **ベタメタゾン** ▶1日1〜数回　発赤・腫脹部位に塗布

▶ **破傷風トキソイド** 0.5 mL　▶筋注

きたすことがありますので受傷から間もない場合は，帰宅指示の前に短時間（1 時間程度）の経過観察を行うのもよいでしょう.

特殊領域

⑤ 有痛性筋けいれん（こむら返り）

【中永】

第一選択

甘草による副作用を心配する場合

熱中症に合併する場合

▶ ひとこと MEMO

こむら返りとは，視認かつ触知できる疼痛を伴う筋肉の急激な収縮のことで，腓腹筋に好発するため，腓（こむら）という名称が使われています．熱中症や破傷風などでは全身の有痛性筋けいれんをきたすことがあります．芍薬甘草湯(68)は即効性が期待でき，15分程度で効果がみられます．初回には2〜3包服用させ，症状が改善したら，服用は終了です．

芍薬甘草湯❻❽ 1〜3包 ▶頓服

特殊領域

ミオナール®
エペリゾン 50 mg 3錠分3 ▶毎食後

五苓散⑰ 3包分3 ▶頓服

溢水・脱水いずれの場合にも使用可. 甘草は含まれていない.

⚠ 適応外

📖 中永士師明：こむら返りに対する処方. LOCO Care, 9：261, 2023

　西洋薬ではミオナール®，セルシン®，ダントロレンなどがありますが，自動車運転などの危険を伴う機械の操作には従事できません.

⑥ 心停止

心停止
（心電図波形の種類を問わない）

難治性の心室細動と無脈性心室頻拍

▶ ひとこと MEMO

　胸骨圧迫，除細動を行いアドレナリン投与しても続く心室細動と無脈性心室頻拍に対して抗不整脈薬を投与します．米国心臓病学会（AHA）から発行されたガイドラインでは，リドカインとアミオダロンの立ち位置は同格です[1]．これらの薬剤は自己心拍再開の可能性は高めますが，実は生存退院率や神経学的予後の改善といった効果ははっきりしません．た

ボスミン®

┅┅┅▶ **アドレナリン** 注0.1%（1 mg/1 mL）

▶3～5分おきに静注 **G**

特殊領域

キシロカイン®

┅┅┅▶ 1回目 **リドカイン注射液2%** 100 mg/5 mL

1～1.5 mg/kg ▶希釈せず静注 **G**

2回目 **リドカイン注射液2%** 100 mg/5 mL

0.5～0.75 mg/kg ▶希釈せず静注 **G**

リドカインがない施設では，アミオダロン初回 300 mg
（2 回目 150 mg）＋5%ブドウ糖 20 mL 静注を投与.

G Panchal AR, et al.：Circulation, 142（16 suppl2）：S366–S468, 2020

1）Panchal AR, et al.：Circulation, 138（23）：e740–e749, 2018

2）Kudenchuk PJ, et al.：N Engl J Med, 374（18）：1711–1722, 2016

だし目撃ありの院外心停止の場合には，これらの抗不整脈薬
が生存退院率を改善する可能性は指摘されています[2]．リ
ドカインは１筒 100 mg のプレフィルドシリンジになってい
るものがあり，改めて薬剤吸引や希釈の必要性がありません.
投与の簡便性から私はアミオダロンよりリドカインを用いる
ことが多いです.

コラム⑥　熊（ツキノワグマ）外傷の影響は長引く

　2023 年は全国で熊外傷が多発し，秋田県は全国で最も多い 70 例が受傷しました．秋田大学高度救命救急センターに搬送された 20 例の検討では 90％に顔面外傷が認められました．市街地での受傷も増えてきており，冬眠前の腹ごしらえの影響で 10 月は特に要注意です．飼い犬と散歩していても，本能のためか，いざとなったら逃げ出します．破傷風の合併はありませんでしたが，創感染は 21％に認められました．

　全例，救命できていますが，失明，嗅覚障害，唾液漏，慢性疼痛などの身体的な問題だけではなく，不眠，悪夢，理由もなく涙が出るなど精神的な問題に苦しむ方も少なからずおられます．「命に別状はありませんでした」と報道されることも多いですが，被害状況には厳しいものがあり，安易に考えないことです．山菜採りなど不急不要の山歩きを控えるのが賢明ですが，「自分だけの穴場」に行きたい誘惑には勝てないのが人間です．予防策として，スポーツで使用されるヘッドギアを付けることをすすめています．おしゃれな色合いもあり，ヘルメットよりは動きやすいでしょう．

　万が一，熊に襲われた場合は両手で頭を抱えてしゃがみ込むしかありません．上肢の外傷は避けられませんが，顔面は保護できます．木にも上手に登ります．子熊の近くには母熊もいます．間違っても戦おうとは思わないことです．

（中永）

事項索引

英字

ABCD チェック	12
ABC アプローチ	48
A-DROP スコア	88
AHA	126
Artz の基準	110
ATP	31
BPPV	82
CO_2ナルコーシス	49
COPD	48
COPD（慢性閉塞性疾患）診断と治療のためのガイドライン	49
COVID-19	44
crowned dens syndrome	64
CS	26
DKA	70
HHS	70
HUS	93
JCS	13
LRINEC スコア	94
MONA	22
NSAIDs	16, 40, 62
PEK	90
PL 顆粒	35, 40
postictal state	61
rt-PA	58
SGLT2 阻害薬	71

あ

アシドーシス	70
アスピリン喘息	46
アナフィラキシー	106, 119, 120
アレルギー性結膜炎	114
アンチバイオグラム	91
インフルエンザ	42
インフルエンザ脳症	43
ウェルニッケ脳症	78
エフェドリン	38
オグサワ療法	116

か

外耳道異物	84
咳嗽	34
海洋生物刺創	122
喀痰	34
角膜びらん	114
活性型ビタミン D 製剤	76
化膿性関節炎	65
関節痛	38
感冒	34, 36, 38, 40
漢方	40, 56, 80
気管支喘息発作	46
偽性アルドステロン症	67
偽痛風	64
救急・集中治療における終末期医療に関するガイドライン	102
救急救命士	39
急性・慢性心不全診療ガイドライン	27
急性胃腸炎	52
急性腎盂腎炎	90
急性心筋梗塞	22
急性腎障害	113
急性心不全	26, 113
急性大動脈解離	24
急性胆管炎	92
急性胆嚢炎	92
急性中耳炎	96
急性腸炎	92
急性副鼻腔炎	96
急性扁桃炎	96
急性腰痛症	16
急性緑内障発作	112
局所麻酔薬	20
去痰薬	34
熊外傷	128
クリニカルシナリオ	26

JCOPY 88002-909

129

グルコースインスリン（GI）
療法 ……………………… 72
頸椎偽痛風 …………………… 64
血栓溶解療法 ………………… 58
降圧薬 ………………………… 33
抗ウイルス薬 ……………… 108
高カリウム血症 ……………… 72
高カルシウム血症 …………… 76
高血圧 ………………………… 32
高血圧緊急症 ………………… 32
高血糖緊急症 ………………… 70
抗コリン作用 …………… 35, 40
高浸透圧高血糖症候群 ……… 70
高熱 …………………………… 38
抗ヒスタミン薬 …… 36, 40, 104
声かけ ………………………… 63
こむら返り ………………… 124

さ

細菌性髄膜炎 ………………… 98
刺激性下剤 …………………… 54
耳性めまい症 ………………… 82
耳石置換法 …………………… 83
耳鼻科感染症 ………………… 96
重症化リスク …………… 42, 45
重症細菌性肺炎 ……………… 43
終末期医療 ………………… 102
昇圧薬 …………………… 18, 100
硝酸薬 ………………………… 22
静注血栓溶解（rt-PA）療法
適正治療指針 …………… 59
ショック …………………… 100
ショック徴候 ………… 13, 100
新型コロナウイルス感染症
COVID-19診療の手引き … 45
心筋炎 ………………………… 43
心室細動 …………………… 126
身体診察 ……………………… 14
心停止 ……………………… 126
心電図異常 …………………… 74
浸透圧下剤 …………………… 54
心房細動 ……………………… 28
蕁麻疹 ……………………… 104
ステロイド …………………… 99

正常血糖アシドーシス ……… 71
整腸剤 ………………………… 52
制吐剤 ………………………… 52
前庭神経炎 …………………… 82
総合感冒薬 …………………… 35

た

代謝性アシドーシス ………… 74
帯状疱疹 …………………… 108
大動脈瘤・大動脈解離診療
ガイドライン …………… 25
単純性膀胱炎 ………………… 90
チアミン ……………………… 69
虫垂炎 ………………………… 53
鎮咳薬 ………………………… 34
鎮痛薬 …………………… 16, 108
痛風 …………………………… 62
低カリウム血症 ……………… 74
低血糖 ………………………… 68
低血糖症 ……………………… 39
低酸素血症 …………………… 23
てんかん重積状態 …………… 60
洞停止 ………………………… 31
糖尿病性ケトアシドーシス … 70
動物咬傷 …………………… 116

な

乳酸アシドーシス …………… 79
尿管結石 ……………………… 16
尿路感染症 …………………… 90
尿路結石 ……………………… 66
認知症 ………………………… 39
ネコ咬傷 …………………… 117
熱傷 ………………………… 110
粘膜上皮機能変容薬 ………… 54
脳血管障害 …………………… 58

は

肺炎 …………………………… 88
敗血症 ……………………… 100
破傷風 …………………… 116, 122
ハチ刺症 …………………… 120
鼻出血 ………………………… 86
パニック発作 ………………… 80

バルサルバ法	30
バンコマイシン注入反応	99
鼻汁	36
ビタミン B_1	68, 78
皮膚・軟部組織感染症	94
鼻閉	36
頻脈性心房細動	28
腹腔内感染症	92
腹膜炎	92
浮腫	26
米国心臓病学会	126
閉塞隅角緑内障	112
便秘症	54, 56
蜂窩織炎	94
発作性上室性頻拍	30

ま

麻酔作用	21

マムシ咬傷	118
無自覚性低血糖	39
無脈性心室頻拍	126
めまい	82

や

薬剤感受性表	91
薬剤性鼻炎	37
有痛性筋けいれん	124
溶血性尿毒症症候群	93

ら

リスク評価	12, 13
良性発作性頭位めまい症	82
緑内障診療ガイドライン	113
緑膿菌	48

薬剤名索引

※一般名は黒字，商品名は赤字としている．名称の一部や商品名に付される®マークは省略している．

英数字

20％ブドウ糖液 ································ 69
20％マンニットール ···················· 113
50％ブドウ糖 ······························· 73
d-クロルフェニラミンマレイン
································ 105, 107
D-マンニトール ·························· 113
L-アスパラギン酸カリウム ······· 75
ST 合剤 ······································· 91

あ

アシクロビル ······························ 108
アジスロマイシン ················ 89, 93
アスパラカリウム ······················ 75
アスピリン ································· 23
アセタゾラミド ························· 113
アセトアミノフェン
··············· 16, 17, 38, 43, 45, 109
アセリオ ····································· 17
アタラックス P ··························· 83
アデノシン三リン酸 ·················· 31
アデホス-L コーワ ····················· 31
アドレナリン ······· 87, 107, 121, 127
アミティーザ ······························ 55
アモキシシリン ············ 89, 97, 117
アルテプラーゼ ·························· 59
アレグラ ···································· 105
アンピシリン ······························ 99
イノバン ······································ 19
ウラジロガシエキス ·················· 67
ウロカルン ································· 67
越婢加朮湯❷ ··························· 121
エペリゾン ································· 125
エルカトニン ······························ 77
エルシトニン ······························ 77
塩化カリウム ······························ 75
オーグメンチン ············ 89, 97, 117

オセルタミビル ·························· 43
オノアクト ···························· 25, 29
オフロキサシン ···················· 85, 115
オリブ油 ····································· 85
オロパタジン ····························· 115

か

葛根湯❶ ····································· 41
カルチコール ······························ 73
カルペリチド ······························ 27
カルボシステイン ······················ 37
カロナール ········· 17, 38, 43, 45, 109
乾燥まむしウマ抗毒素 ············· 119
甘麦大棗湯❼❷ ··························· 80
キシロカイン ············ 21, 85, 87, 127
クラビット ···························· 89, 115
クラブラン酸 ············· 89, 97, 117
クリンダマイシン ······················ 95
グルカゴン ································· 107
グルコン酸カルシウム ··············· 73
グルトパ ····································· 59
桂枝湯❶❺ ··································· 38
ケナコルト-A ····························· 65
ケフレックス ······················ 91, 95
ゲンタシン ································· 87
ゲンタマイシン ·························· 87
香蘇散❼❶ ···························· 38, 40
コデインリン酸塩 ······················ 35
コルヒチン ································· 62
五苓散❶❼ ···························· 83, 125

さ

柴胡桂枝湯❶❶ ··························· 41
柴苓湯❶❶ ································· 121
サワシリン ················ 89, 97, 117
酸化マグネシウム ··············· 35, 55
サンピロ ···································· 113
ジアゼパム ································· 61

ジクロフェナク ……………… 17	ナウゼリン ……………………… 53
ジスロマック …………… 89, 93	ニカルジピン ………… 25, 33, 59
ジフェンヒドラミン …………… 83	ニトログリセリン ………… 23, 27
芍薬甘草湯 ❻❽ ……… 67, 80, 125	乳酸リンゲル液 ……… 71, 77, 101
小青竜湯 ❶❾ ………………… 37	ニルマトレルビル ……………… 45
参蘇飲 ❻❻ …………………… 41	ノルアドレナリン ………… 19, 101
セファランチン ……………… 119	
セファレキシン …………… 91, 95	**は**
セフトリアキソン … 49, 91, 95, 99	バイアスピリン ………………… 23
セフメタゾール ……………… 93	ハイドロコートン ……………… 47
セフメタゾン ………………… 93	パキロビッド …………………… 45
センノシド …………………… 55	白色ワセリン ………………… 111
ゾコーバ ……………………… 45	バクスミー …………………… 68
ゾシン ………………………… 93	バクタ ………………………… 91
ソル・コーテフ ………… 46, 107	破傷風トキソイド ……… 117, 123
ソル・メドロール ……………… 49	バソプレシン ………………… 101
	パタノール …………………… 115
た	バラシクロビル ……………… 109
ダイアモックス ……………… 113	バルトレックス ……………… 109
大黄甘草湯 ❽❹ ………………… 57	バンコマイシン ……………… 99
大建中湯 ❶⓿ ……………… 57, 67	ハンプ ………………………… 27
大承気湯 ❶❸❸ ………………… 57	ヒアルロン酸 ………………… 115
タゾバクタム ………………… 49	ヒアレイン …………………… 115
タゾピペ ………………… 49, 93	ビクシリン …………………… 99
タミフル ……………………… 43	ビソルボン …………………… 35
ダラシン ……………………… 95	ビタメジン ………………… 69, 79
タリビッド ……………… 85, 115	ピトレシン …………………… 101
猪苓湯 ❶⓿ …………………… 67	ヒドロキシジン ……………… 83
デカドロン …………………… 47	ピペラシリン ………………… 49
デキサート …………………… 99	ヒューマリン ………………… 71, 73
デキサメタゾン ……………… 99	ピロカルピン ………………… 113
デキストロメトルファン ………… 35	フェキソフェナジン ………… 105
ドパミン ……………………… 19	ブドウ糖 ……………………… 69
トラベルミン ………………… 83	ブプレノルフィン ………… 17, 25
トラマール …………………… 109	プリンペラン ………………… 53
トラマゾリン ………………… 37	プルゼニド …………………… 55
トラマドール ………………… 109	プレドニゾロン ……… 47, 62, 65
トリアムシノロン ……………… 65	プレドニン ………… 47, 62, 65
ドルミカム …………………… 61	プロカテロール ………… 47, 49
トレックス …………………… 111	フロセミド …………………… 27
ドンペリドン ………………… 53	プレドニゾロン ………… 62, 65
	プロペト ……………………… 111
な	ブロムヘキシン ……………… 35
ナイキサン …………………… 62	ベクルリー …………………… 45

ベタメタゾン ············ 47, 123	メロペネム ················· 99
ベラパミル ················ 29, 31	メロペン ···················· 99
ペルジピン ·········· 25, 33, 59	モルヌピラビル ············· 45
ホストイン ··················· 61	モルヒネ塩酸塩 ············· 23
ホスフェニトイン ············· 61	
ボスミン ······· 87, 107, 121, 127	**ら**
補中益気湯⓫ ················ 41	ラクテック ·········· 71, 77, 101
ポララミン ············ 105, 107	ラゲブリオ ··················· 45
ホリゾン ···················· 61	ラシックス ··················· 27
ボルタレン ··················· 17	ランジオロール ············ 25, 29
	リドカイン ········· 21, 85, 87, 127
ま	リトナビル ··················· 45
麻黄湯㉗ ···················· 38	苓桂朮甘湯㊴ ················ 80
麻黄附子細辛湯㉗ ············ 40	リンデロン ··················· 47
ミオコール ··················· 23	リンデロン-V ··············· 123
ミオナール ·················· 125	ルビプロストン ··············· 55
ミダゾラム ··················· 61	レペタン ················· 17, 25
ミヤBM ····················· 53	レボフロキサシン ·········· 89, 115
ミリスロール ················· 27	ロキソニン ··········· 17, 62, 65
ムコダイン ··················· 37	ロキソプロフェン ········ 17, 62, 65
メジコン ···················· 35	ロケルマ ···················· 73
メチルプレドニゾロン ·········· 49	ロセフィン ········· 49, 91, 95, 99
メトクロプラミド ············· 53	ワソラン ················· 29, 31
メプチン ················ 47, 49	

【監修者略歴】

中永　士師明　Hajime NAKAE, MD, PhD.

1989 年	奈良県立医科大学医学部卒業
1989 年	大阪大学医学部附属病院特殊救急部
1996 年	米国セントルイス大学客員助教授
2003 年	豪州プリンスオブウェールズ病院（文部科学省在外研究員）
2008 年	秋田大学医学部附属病院漢方外来長
2015 年〜	秋田大学大学院医学系研究科医学専攻病態制御医学系教授

専　門
日本救急医学会救急科専門医・指導医，
日本集中治療医学会集中治療専門医，日本整形外科学会専門医，
日本熱傷学会専門医，日本東洋医学会漢方専門医・指導医

趣　味　美術館巡り

【著者略歴】

佐藤　佳澄　Kasumi SATOH, MD, PhD.

2015 年	秋田大学医学部医学科卒業
2017 年	秋田大学医学部附属病院 救急科入局
2024 年〜	秋田大学大学院医学系研究科救急・集中治療医学講座 病院講師

専　門
日本救急医学会救急科専門医，日本集中治療医学会集中治療専門医

趣　味　クラフトビール

【シリーズ監修者略歴】

新見　正則　Masanori NIIMI, MD, DPhil, FACS

1985 年	慶應義塾大学医学部卒業
1993 年〜	英国オックスフォード大学医学部博士課程留学
1998 年	移植免疫学で Doctor of Philosophy（DPhil）取得
1998 年〜	帝京大学医学部に勤務
2002 年	帝京大学医学部博士課程指導教授（外科学，移植免疫学，東洋医学）
2013 年	イグノーベル医学賞
2020 年	新見正則医院開設

専　門
消化器外科，血管外科，移植免疫学，日本東洋医学会指導医・専門医，
労働衛生コンサルタント，日本スポーツ協会公認スポーツドクター，
セカンドオピニオンのパイオニアとしてテレビ出演多数

趣　味　トライアスロン，中国語，愛犬ビジョンフリーゼ

©2025 第1版発行 2025年4月25日

ようこそ救急外来！
迷わない、困らないクスリの本
―クイックリファレンス　フローチャート救急外来診療―

（定価はカバーに
表示してあります）

監　　修	中　永　士　師　明
著　　者	佐　藤　佳　澄
シリーズ監修	新　見　正　則

検　印	発行者	林　　峰　子
省　略	発行所	株式会社 新興医学出版社
	〒113-0033　東京都文京区本郷6丁目26番8号
	電話　03（3816）2853　　FAX 03（3816）2895

印刷　三報社印刷株式会社　　　ISBN978-4-88002-909-2　　　郵便振替　00120-8-191625

・本書の複製権・翻訳権・上映権・譲渡権・公衆送信権（送信可能化権を含む）は
株式会社新興医学出版社が保有します。
・本書を無断で複製する行為（コピー，スキャン，デジタルデータ化など）は，著
作権法上での限られた例外（「私的使用のための複製」など）を除き禁じられてい
ます。研究活動，診療を含み業務上使用する目的で上記の行為を行うことは大学，
病院，企業などにおける内部的な利用であっても，私的使用には該当せず，違法
です。また，私的使用のためであっても，代行業者等の第三者に依頼して上記の
行為を行うことは違法となります。
・JCOPY 〈（社）出版者著作権管理機構　委託出版物〉
本書の無断複製は著作権法上での例外を除き禁じられています。複製される場合
は，そのつど事前に，（社）出版者著作権管理機構（電話 03-5244-5088，FAX03-
5244-5089，e-mail：info@jcopy.or.jp）の許諾を得てください。